悲しくてせつなくて凍りついてしまった心に、
いくら力を加えても砕け散った氷ができるだけ。
氷をとかすのは温もりだ。
温もりが伝わることによって心の氷がとけはじめる。
その時、患者さんやその家族に笑顔があらわれ、
冷たくはりつめていた病室の空気がゆるんであたたかくなる。

私ね、
生まれてきてよかったよ

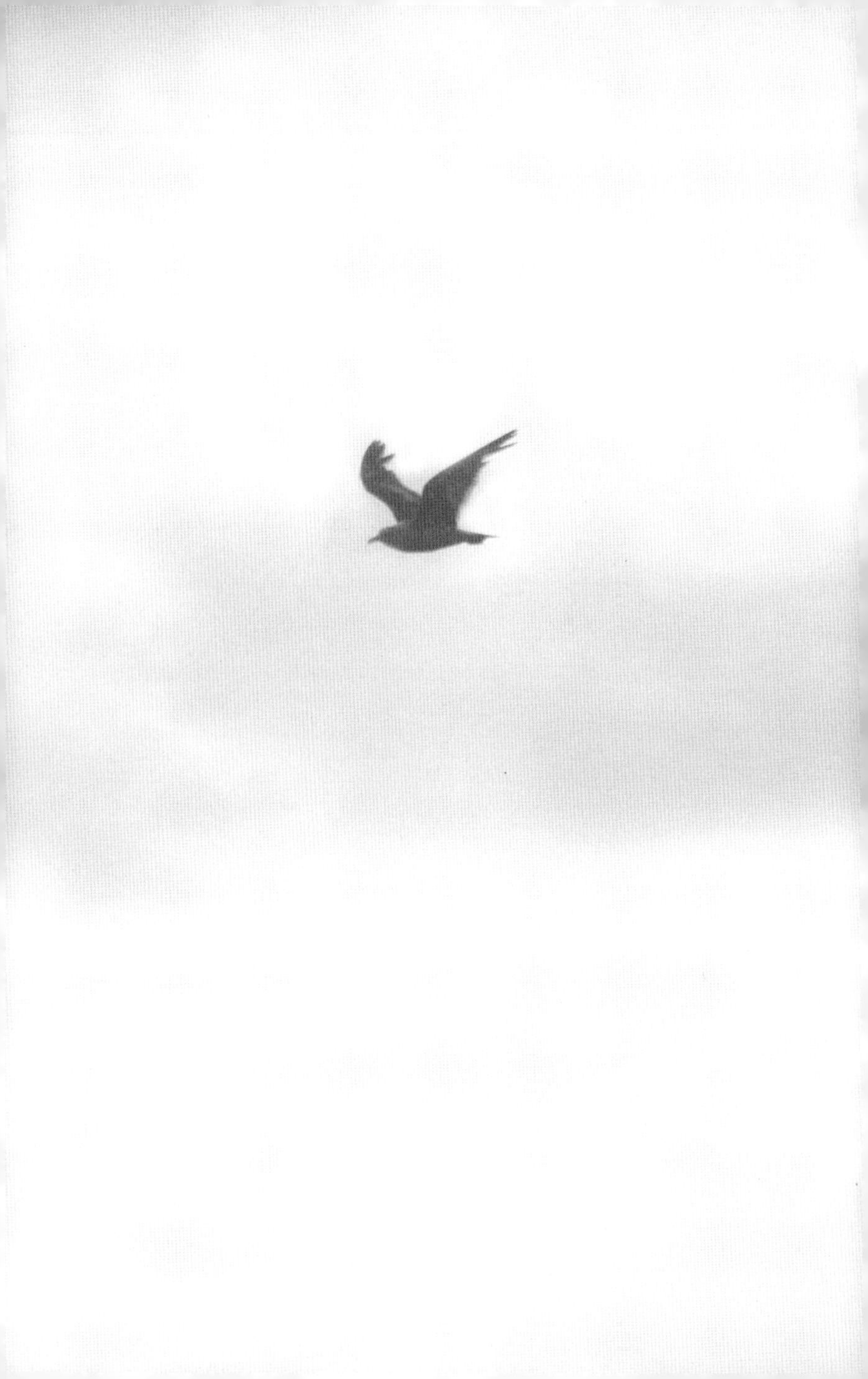

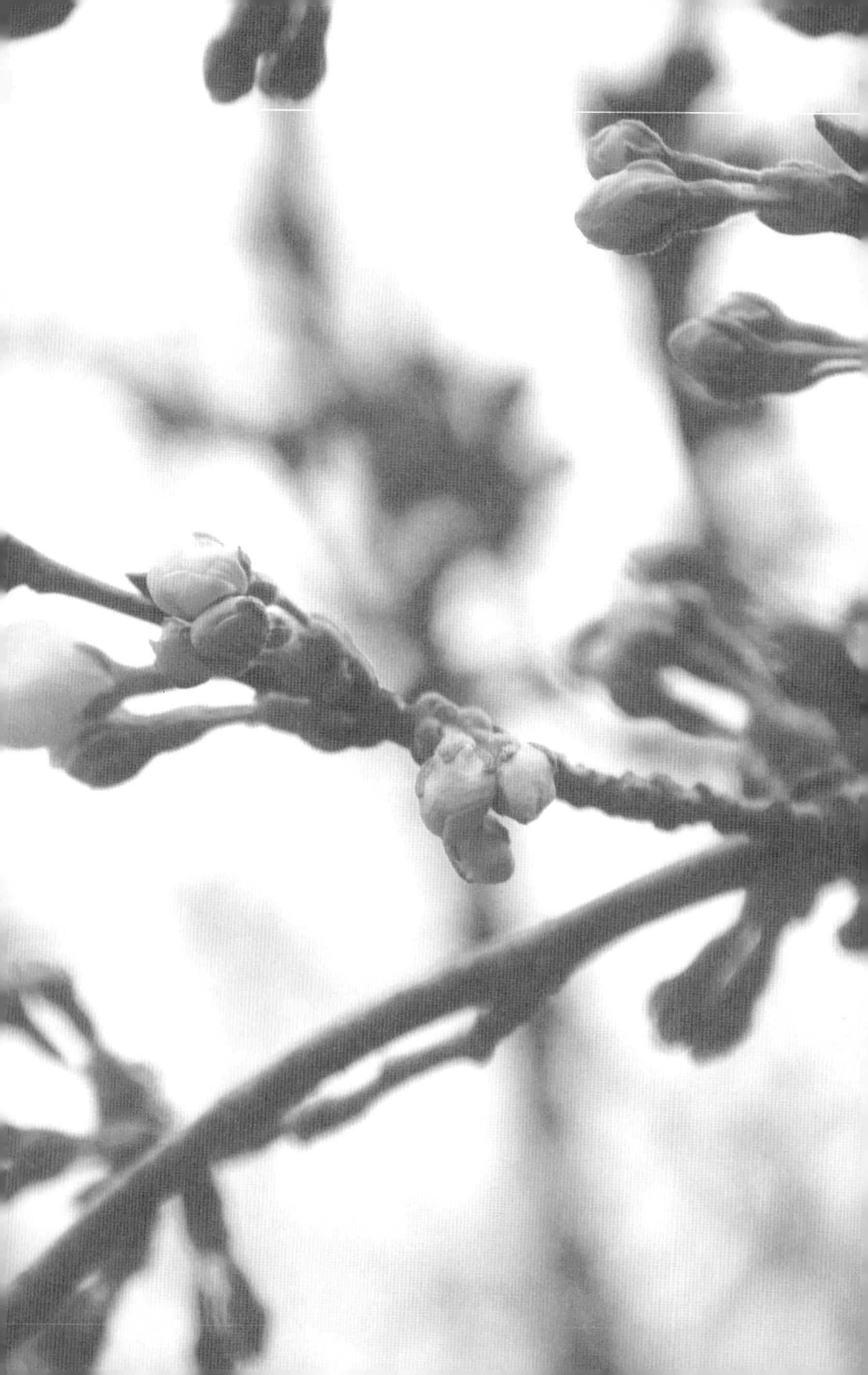

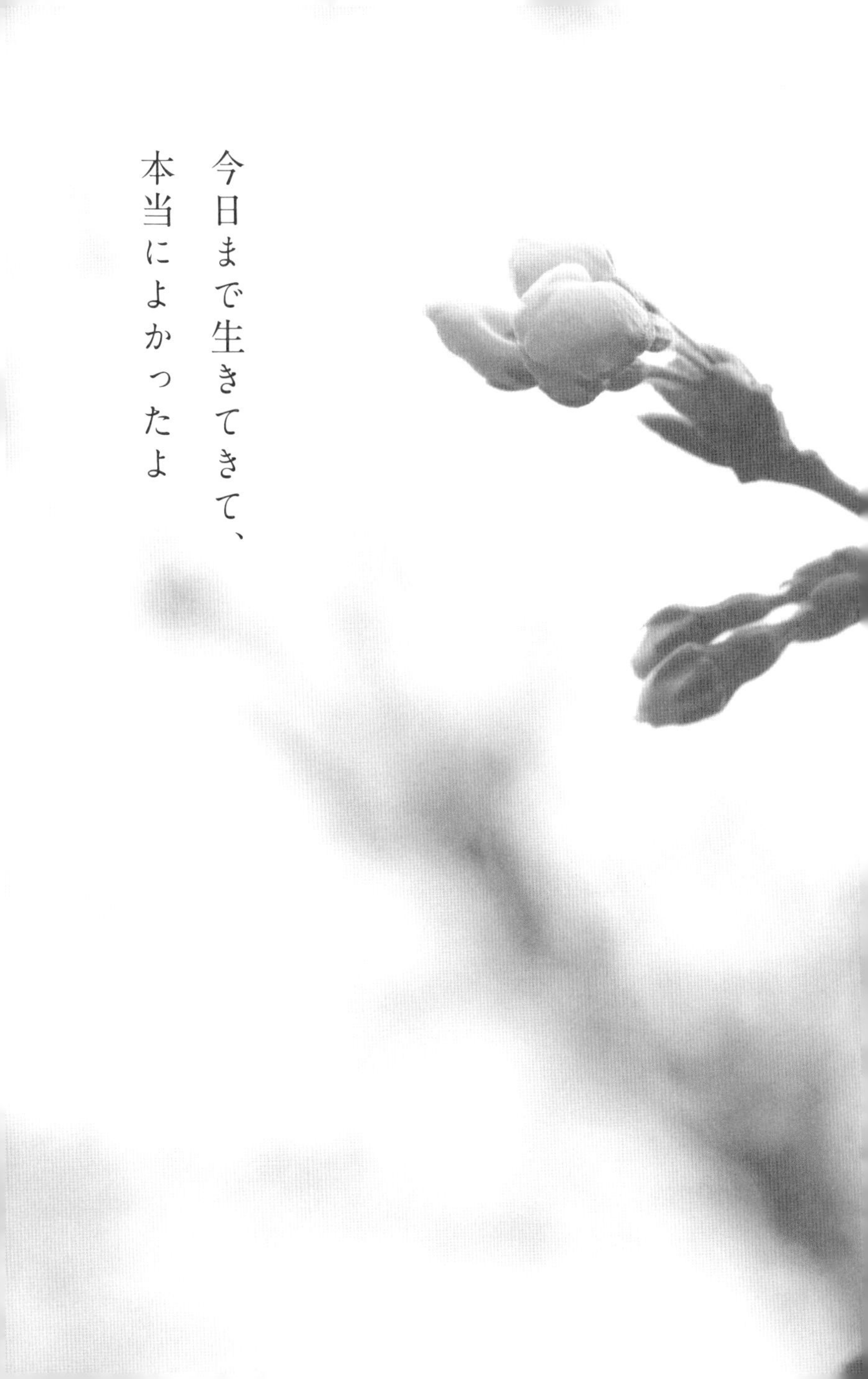

今日まで生きてきて、
本当によかったよ

はじめに

仏教者が関わる社会福祉活動などで、「ビハーラ」という言葉を耳にしたことはありませんか。「ビハーラ（Vihāra）」とは古いインドの言葉で、「安住」「寺院」などと漢訳されます。ビハーラには四苦八苦を抱えて生きる私たちが、身も心も安らかに生きるようにという願いがこめられています。

この言葉を使った活動が始まったのは一九八五（昭和六十）年のことです。それまでは、「仏教ホスピス運動」といっていたようです。キリスト教のチャプレン（病院付きの宗教者）の活動に触発された心ある仏教者たちが、老病死の現実に関わろうとしたことから始まり、その過程で仏教らしい言葉を模索するうちにこの言葉が定着しました。

私に引き寄せていえば、年を取るのも嫌、病気も嫌、死ぬのなんかもっと嫌、でもそれらの苦しみからは逃げることはできない。けれども、それでも生まれてきてよかった、生きてきたかいがあった、と思えることが「安らか」の意味するところだと考えます。

仏教は苦難の人生を生きる私たちの応援歌であると、私は考えています。老・病・死も私の人生です。ビハーラとは、医療や福祉と協力しながら苦である現実と向き合い、仏教を通してその苦を乗り越え人生の意義を見出す助けとなる活動だといってよいでしょう。

大学院を卒業後、しばらくして鹿児島県に戻り、生まれ育った寺で僧侶として勤め始めた頃は、「お寺ってなんだろうな、人が死んだ時にお金を貰う仕事ってなんか嫌だな」と思っていました。しかしあらためて仏教を勉強してみると、昔の寺院では生きて悩み苦しんでいる人のために活動していた歴史を知ることができました。

私も僧侶として、生老病死に悩み苦しんでいる方に寄り添い、その一端でも分かち合えたら、悲しみの中にもほんのちょっと笑顔を取り戻せるお手伝いができたら、そんな思いでベッドサイドに足を運ぶようになりました。

この書籍では、そんな私の活動と、私が出遇ってきた方々との思い出をご紹介いたします。

長倉伯博

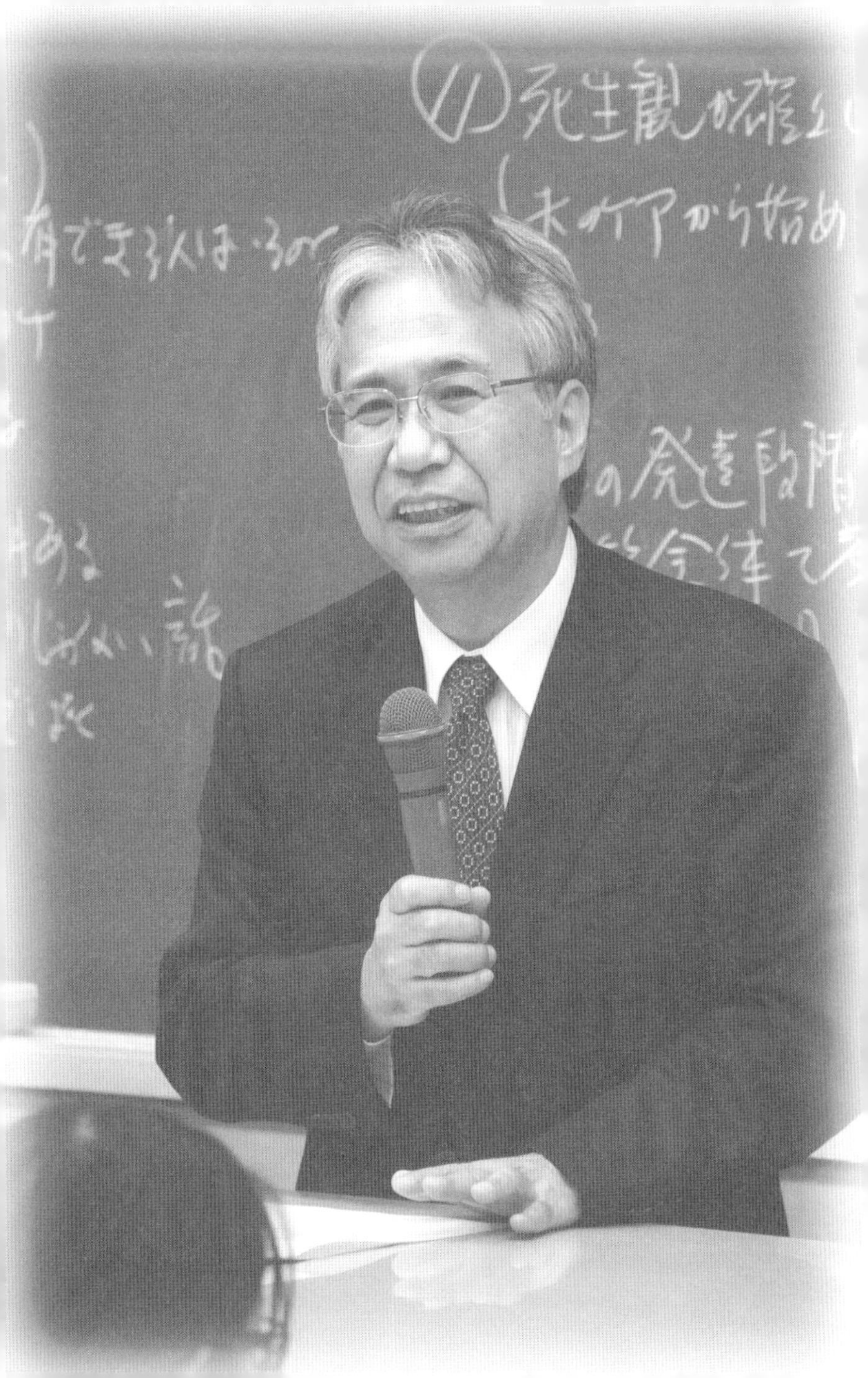

目次

私の出発点

～「坊さんだけは遠慮してくれ」～

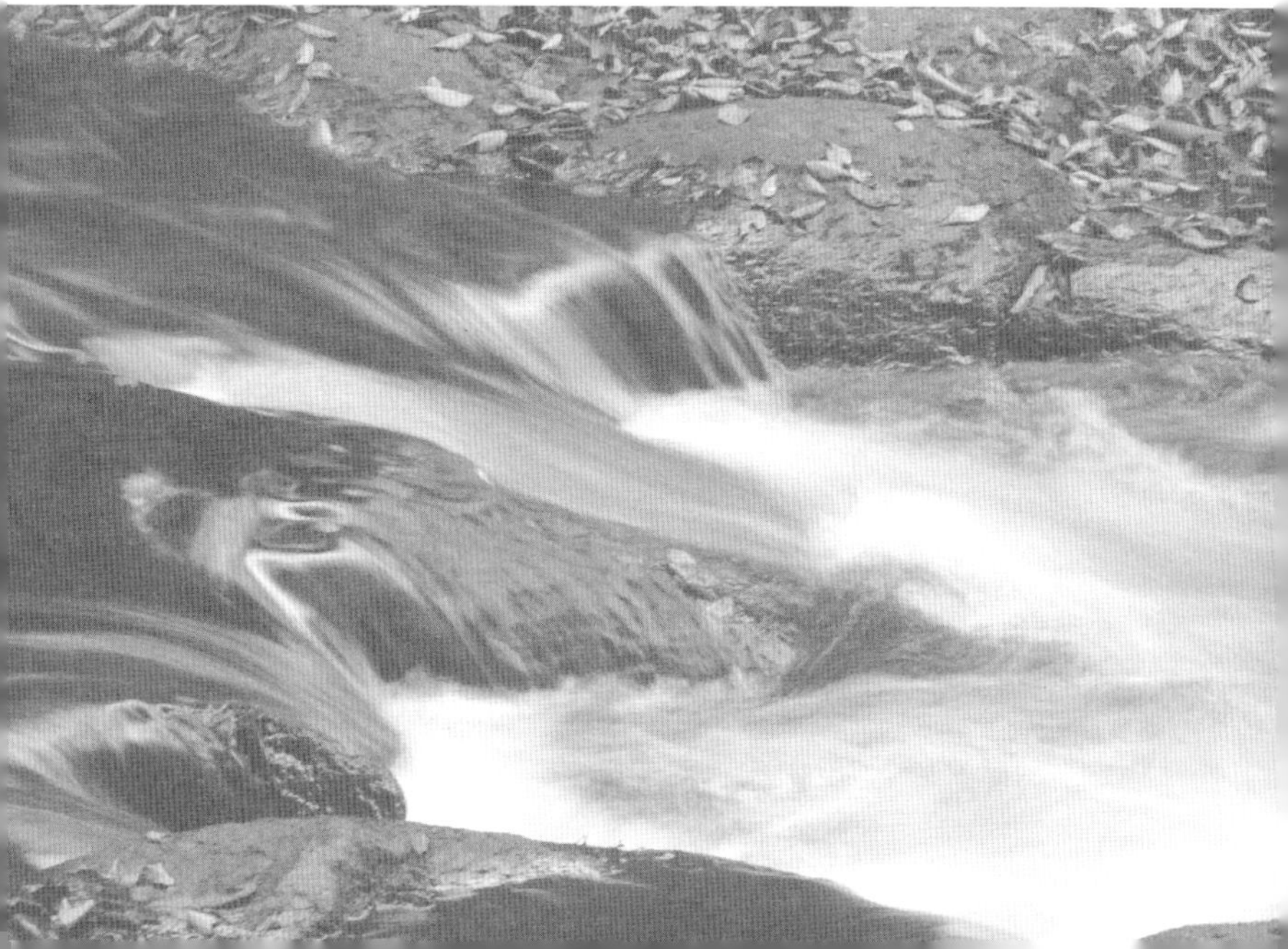

鹿児島市内の寺院の住職を務めながら、ビハーラ活動に携わっています。私が、京都の西本願寺で開催されるビハーラ活動者養成研修会に応募したのが三十六歳の時でした。なんとなく参加したその研修会で、キリスト教のホスピス医や病院チャプレンをしている方々の講義を聴いて、胸に火をつけられて帰ったのです。

その数日後、折よく新聞で「鹿児島終末期医療について考える会」の記事を目にして、さっそくその連絡先に電話して参加したい旨を告げました。職種を問われ「僧侶です」と答えると、それまで愛想の良かった応対が急に暗くなり、

「すでに参加している患者さんや家族に尋ねてみるので、しばらく

待ってもらえますか」

とのことでした。不安な一週間を過ごし、あらためて電話すると、

「あなたが悪い人とは思わないが、患者さんやご家族が、坊さんだけはこの会に参加してほしくないというので、申し訳ないが遠慮してくれ」

と言われました。縁起でもないと思われたのでしょう。医療と宗教との溝は深い、ということを知らされました。

それからも医療現場で活動していくなかで、いろいろなことを言われました。

「僧衣姿で来て、患者の容態が悪くなったらどうする」「葬式を増やしたいのか」「信者獲得のためか」「拝めば治るなどと吹き込まれて、患者

が医師の言うことを聞かなくなったら困る」「守秘義務は？」「医療の現場は国家資格を持つ者によって成り立っている。資格のない人間が来ても責任を取れないだろう」

等々、他にもあったかもしれません。

今となっては医療者との笑い話のネタですが、私の活動はこんなところから出発したのです。

お坊さんに
聞いてほしかった

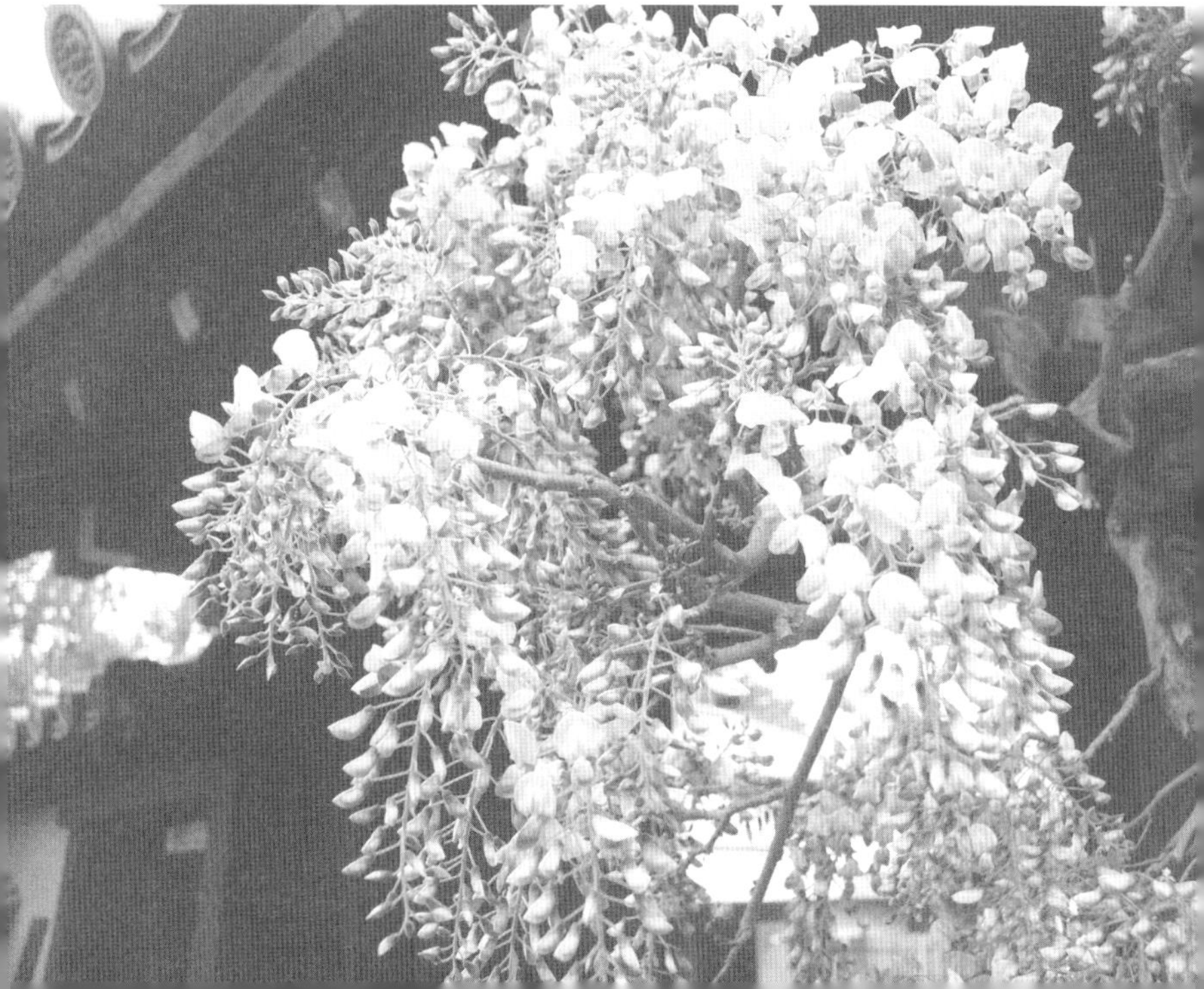

私が最初に出会った五十八歳の男性の患者さんと、その奥さんのことを紹介します。

ビハーラ活動を始めて間もない頃のこと、ある日突然、病院から電話をもらいました。

「患者さんに、相談に乗ってくれる僧侶がいるが、会ってみないかと話したら、ぜひ会いたいという。うちの病院に来てくれないか」

前述のように、なかなか僧侶が医療に参加する意義を理解されず、知り合いのお寺の門徒さんが院長や看護部長である病院とか、私の個人的な知人の紹介であったりとか、そんな小さなつてをたよりに、時間を見つけては県内各地をパンフレット片手に訪問していた頃だったので、とにかくうれしい要望でした。

「近々伺います」

と返事をすると、

「近々じゃ困るんだ。今日か明日でないと、話ができなくなる恐れがある。おそらくあと一週間ぐらいしか持たない状態なんだ」

気楽に構えていた私は緊張してしまいました。そして約束通り、翌日伺いました。受付で来院を告げると、すぐに主治医である院長室に案内してくれましたが、他の医師や看護師が訝しんでいることは視線でわかりました。

看護師長、担当看護師を交えて、これまでの経過と現在の状態を確認しました。

「この二年間に三回手術をし、その度に退院できたので今回も本人は手術を希望していたが、とても無理な状況。嘘をついたまま臨終を迎えさせることには抵抗がある。だから無理な手術は避けて、最後の時間を大切に過ごしてほしいと本人と奥さんに話した。正直に教えてくれたことには感謝していたが、何か悩んでいる様子である。そこで僧侶であるあなたのことを紹介したら、ぜひ会いたい、というので来てもらうことになった」

とのことでした。

病室を訪ね、最初は互いのことを紹介しあったりしていましたが、しばらくして彼は意を決したように話し出しました。

「私は地獄に往きます。往かなければならないのです。お坊さんに来てもらったのは、死んでから極楽に往きたいとか、安らかに死にたいと思っているからではないのです」

では、どうして私を選んだのですか、と尋ねると、

「人をいっぱい傷つけて生きてきた私の人生を、誰かに話しておきたかった。身勝手かもしれないが、その相手にはお坊さんが一番ふさわしいと思ったのです」

彼は目に涙をためて、若い時からの自分の半生を、時折声をつまらせながら話してくれました。

私は相づちを打ちながら、彼の表情が変化していくのに気がつきました。話し始めは緊張していたのですが、そのうちに赤みがさし、表情が柔和になっていったのです。

ベッドサイドで話を聴くなかで、こんな風に患者さんの表情が変化していく様子を、それから何度も目にすることになりました。

話し終えると、

「こんなばかな男の人生を聞いてくれてありがとう、よかった」

と手を差し出しました。私も手を握り返し「お役に立ててよかった」と応じました。

その後、「他に何かおつらいことはないですか」と尋ねると、しばら

く考えてベッドの脇でずっと沈黙していた奥さんに目を遣り、

「こいつの神経痛が心配です。私が死んだ時、子どももいない妻が一人で神経痛を抱えて生きていくと思うと申し訳なくて」

と言いました。しばらくうつむいていた奥さんが、

「私、あなたと一緒になってよかった」

と叫ぶように言って、夫の膝に身を投げ出しました。

私は、二人をそのままにして静かに病室を出て、経過を医師に報告しました。

その時、話を聞いて涙ぐんでいた医師は、後に僧侶が参加した症例として『医師会報』に載せてくれたのです。

その患者さんを看取ってひと月たたないうちに、同じ病院からまた依頼がありました。出かけてみると、病院の応対が前とはずいぶんと違い、病棟の医師や看護師がにこやかに迎えてくれるのです。一週間ほどたった頃、顔見知りになった若い看護師に、その理由をこっそり尋ねてみると、彼女は言いにくそうにしながら、次のように話してくれました。

院長から、「お坊さんに来てもらうことにした、患者さんの了承は取ってある」と朝の打ち合わせで聞いた時は、一同あぜんとした。確かに、前日、手術は不可能、予後はそう長くはないと時間をかけて告知したことは知っていた。しかし、いくら患者さんが落ち込んだからといって、医療者としては素人の坊さんを呼ぶことはないだろう、というのが皆の雰囲気だった。だって、坊さんといったら難しい説教をするか、テレビに出てくる霊能者のようなことをするのだろうから、もし患者さんの容体が悪化したときはどうするつもりだろうと不安だった。私だけでなく、皆も怪しんでいたのだという。

「それがどうして変わったの？」とさらに尋ねると、

「いかめしい顔で来るかと思ったら、にこにこ笑って普通の格好で来たことにまず驚いた。そして病院の症例研究会で経過が報告され、患者さんと奥さんのことを聞いたときには感動してしまった。それで今回は院長からではなく、皆の声で来てもらうことになった」

と話してくれました。

もちろんうれしい反応でしたが、一方ではプレッシャーにもなりました。うまくいったから歓迎する、もしそうでなかったら来るな、変化がないなら来なくてもいい、ということでもあるからです。評価の尺度は私の方には全くなくて、医療の側にあるのです。

この時期の病棟の私の迎え方は、どこでもおおよそこのようなもので、それはしばらくの間続きました。

今では、少し違っています。

「死なせてくれ、
殺してほしい」

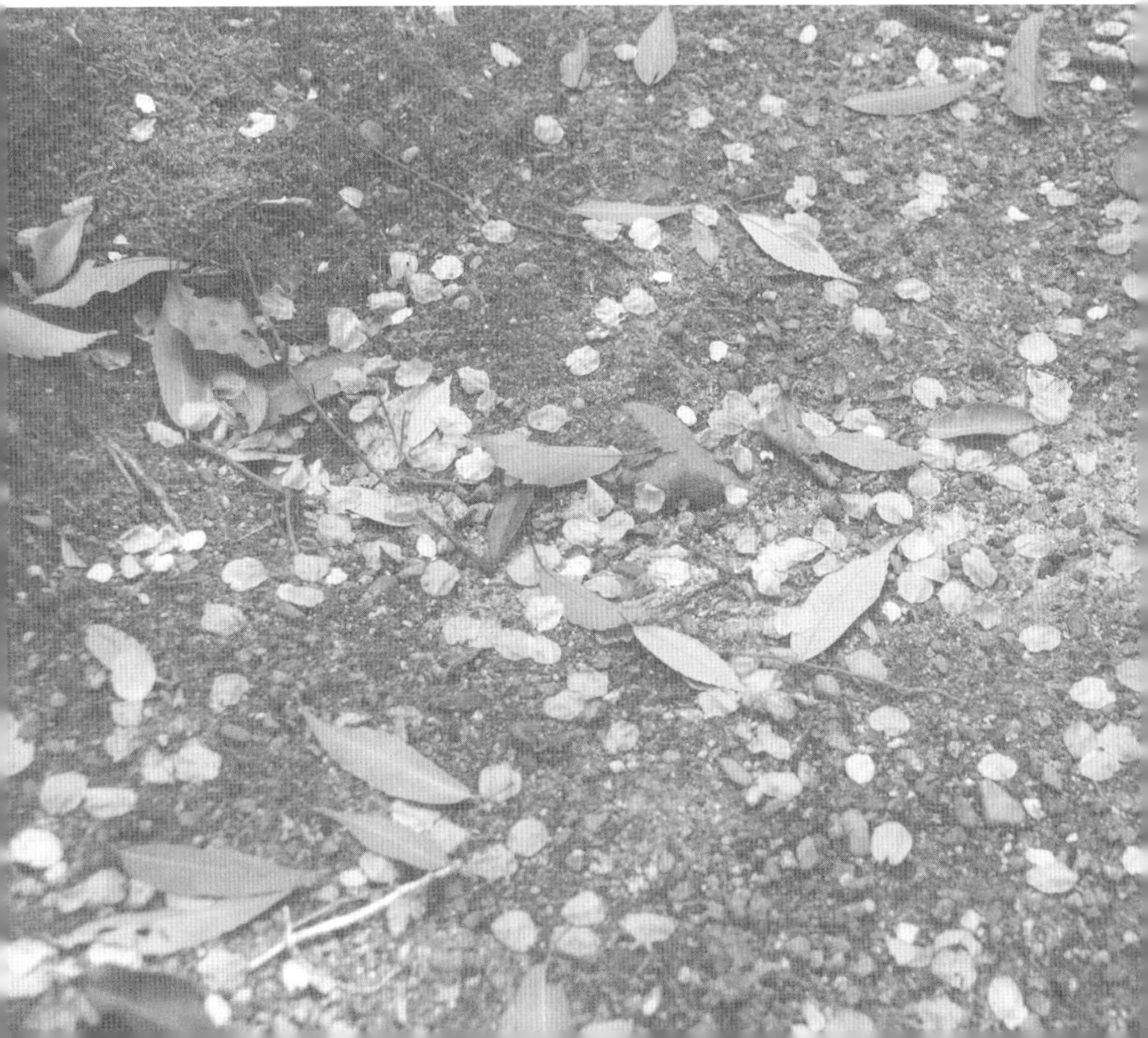

数年前のことです。外出先から少し遅めの帰宅で、いつものように留守番電話のメッセージを聞こうとボタンを押しました。すると、「合格しました」という声が流れてきて、思わずもう一度聞き直しました。そして、彼の声に間違いないと確認して、受話器をじっと見つめながら、私はある春の日のことを思い出したのです。

電話の彼は三十五歳でしたが、私が知り合ったのは彼がまだ二十六歳の時。塗料会社の役員をしていた父親の仕事の縁で、塗装工として家族を支えていました。その頃、彼の父親は五十歳で、十六年にわたるガンの最終段階にあり、その年の六月には臨終を迎えることになるという状態でした。

それから四年後、その彼が思い立ってまず准看護師の資格を取り、勉強を続けて五年がかりで正看護師になったという報告の電話だったのです。三十歳にもなって、それまでとは全く方向の違う分野の仕事を志し、十歳以上も年の離れた同級生と机を並べ、アルバイトをしながら苦学の果てに成し遂げたということは称賛に値します。その努力の陰には、今は亡き彼の父親の存在があったに違いありませんし、彼自身の口ぶりからもそんなことがうかがえるのです。

記録では父親の最初の手術は、彼が九歳の時、最初は直腸と大腸のガンでした。元気な父の姿はあまり記憶にないと言っていました。

その後十六年間に、大小二十五回の手術を受けたそうです。亡くなる前年の暮れには、「春の桜までは無理かもしれない」と告知されましたが、三月の末になってもまだ持ちこたえていました。しかし下肢麻痺で疼痛《とうつう》の訴えは強く、そのせいか不眠も続いていたようです。

私とその父親との出会いはその頃で、大学病院の麻酔医から連絡でした。患者さんの相談に乗ってくれる僧侶がいると話したら、ぜひ会いたいということです。最期は自宅で迎えたいという本人の希望で、今は在宅ケアチームを組んでいます。少し遠いところだけど出かけてください、との依頼でした。その医師に案内されて四月三日が最初の訪問、それから彼の父親との付き合いは、六月二十四日午前零時五十三分まで続くことになりました。

初めての日、お互いに紹介がすみ、二人きりにしてもらいました。すると彼は一枚の紙を差し出し、

「あなたに人生最後の頼みがある。お願いだから、死なせてくれ、殺してほしい。自分で死のうとしたが今はその力さえない。一休さんや良寛さんをはじめ、お坊さんは困った人を助けてくれたじゃないか。私を救うと思って手伝ってくれ。ここに私がどれほど死にたがっているか書いておいた。これがあれば、最悪でも執行猶予ですむだろう」

と、目に涙を溜めて頼むのです。それほど思いつめていたのでしょう。

こういった際に「気弱になるな」とか「もっと明るいことを考えろ」とか「人間は誰もがいつかは死ぬんだから、がんばれ」とかの励ましは

あまり意味がないことは、それまでの私のささやかな経験が教えてくれていました。だから、「どうして死にたいのか、もう少し話してくれませんか」と頼んでみました。

彼は胸の内を吐露し始めました。

「妻は、今日で四日間もろくに寝ていません。夜中に気がつくと身体をさすってくれています。今までにも何回もこんなことがありました。私が死んだ後、看病疲れで倒れるのではないかと思います。もういい加減に妻を楽にしてやりたいのです。病気になってから十六年もこんな男に付き合ってくれて、心から感謝しています」

彼は絞り出すように話しました。

「子どもたちもこんな生活のなかで、よく成長してくれました。でも五十歳の親父が、二人の子どもの稼いでくるお金で生活しているなんて話がどこにありますか。それなのに給料日になると、そっくり妻に渡して、お父さん今日はすきやきでも食べようか、と声をかけてくれるんです。もう充分です。自分で稼いだお金は自分で使わせてやりたい。お願いです、私を死なせてください」

私は言葉を失い、彼の手を握り締めていました。

「あなたにとって、自分の命より何より大切なご家族なんですね」

しばらくして私がようやく口を開くと、彼はうなずきながら涙を流しました。そして「こんなつらい話を聞いてくれてありがとう」と言ってくれたのです。

私は、彼の表情に注目していました。最初に比べると、話し終えた後はとても穏やかになっているのです。話の内容はとても重いものですが、その重い胸の内を吐き出すうちに、少し心が楽になった様子がうかがえました。

死なせてくれ、という言葉に直接答えることは難しいのですが、心を傾けて聴き続けることで、相手と私の関係が変化するのだと受け止めています。つらい思いが心の中から言葉になって表にあらわれるとき、それは信頼の扉が開きかけたしるしといってもいいでしょう。

宗教者の臨床活動で大切にしたいのは、この点です。こちらが何かを語る前に、まず共感し相手を受け容れることにこそ努力を傾けることが求められます。人生の意味や生死の問題などのスピリチュアルな問いかけが顕在化してくるのは、その後です。

話し終えた彼に、私は訊きました。

「初めて会った私にそこまでのお話をしてくれましたが、ご家族にはその気持ちを伝えたんですか？　大切な家族に自分の気持ちを伝えないまま死ぬんですか？」

そして、ご家族が帰ってくる夕方まで待ってベッドの周りに集まってもらい、私は言いました。

「お父さんが私に、殺してくれ、死なせてくれ、とおっしゃいました」

普通なら誰でも「そんなこと言わないで」と言うでしょう。でも、奥さんはこう答えました。

「そうでしょうね、きっとそうでしょう。もし反対に、私が病気であなたに看病してもらっていたら、私もきっと同じことを言うわ。死にたいと言う」

この奥さんはすごい方でした。

「あなたはいつも私たちのことを、一番に考えてくれてたから。こんな病気なのに、それでも一生懸命生きているあなたが大好きでした。だから私は、あなたと今日まで一緒に生きてきたんです」

息子さんも言いました。

「俺、お父さんを尊敬してるよ。俺はお父さんみたいに根性ないもん。どこの誰があんな手術しながら一生懸命働くんだよ。俺、お父さんに負けないようにがんばろうといつも思ってるけど、それでもお父さんにはかなわないよ」

娘さんも横で泣きながらうなづいていました。

「私もお父さんのこと、尊敬してるよ」

彼は、私の方を向いて、

「先生、うちの家族は私の心と一緒にいてくれた」

と言いました。

人間にとって、一番うれしいことはそれなのです。自分の心に寄り添ってもらえることなのです。

息子さんは、父親に頼みました。

「お父さん、今度は俺の話を聞いてくれよ」

父親は少し余裕が出てきているので、「なんでも言ってみろ」と応えました。

「俺が仕事から帰ってくると、ただいま！って叫ぶだろう。なんであんなにでっかい声出すか知ってる？　奥で寝ているお父さんに聞こえるように言ってるんだよ。俺がいくらでっかい声を出しても、奥にお父さんがいなかったら、どれだけつらいか、悲しいかわかってる？　一円も稼がなくていいよ、返事もしなくていいよ。もう少しそこにいてくれよ。一緒にいられるの、あと何日もないんだよ。頼むよ、もうちょっとそこにいてくれよ」

彼はボロボロと涙をこぼして、私に言いました。

「先生、私まだ生きていていいんですね」

最初の面談から一カ月ほどして、長いこと親の命日にお参りしていないから、お経を読んでほしい、と言われました。医師や看護師に手伝ってもらい、車椅子で仏間に移動しました。

読経が終わると、その中にはどんなことが書かれてあるかと問われました。私はお経の成立から話し、「倶会一処《くえいっしょ》、極楽浄土でまた会えるよ、私も必ず往くから」というようなことを話しました。

「お坊さんにもっと早く会っておけばよかったと後悔していたけど、また会えるんだ。よかった。この世では短いけど、長い付き合いができるんだな」

彼が手を合わせると、そこに居合わせた医療チームも静かに手を合わせました。

それからさらに一カ月ほどして、いよいよ臨終の日がきました。医師からの知らせで、間に合わないと思いながらも車を急がせました。着いてみると、瞳孔は開いて意識はないといいます。手には不規則なけいれんがあり、その手を握り締め、耳元で「今着いたよ」と叫びました。あらためて瞳孔を確認した医師が、意識が戻っていると驚いていました。

家族がそれぞれに父親への感謝を告げると、言葉を発することはできませんが、目尻から涙が一すじ流れたのです。そしてほほ笑みが浮かびました。

医師が臨終を告げると、誰からともなく拍手がわきました。皆が涙を流していました。

あらゆる痛みと
苦悩

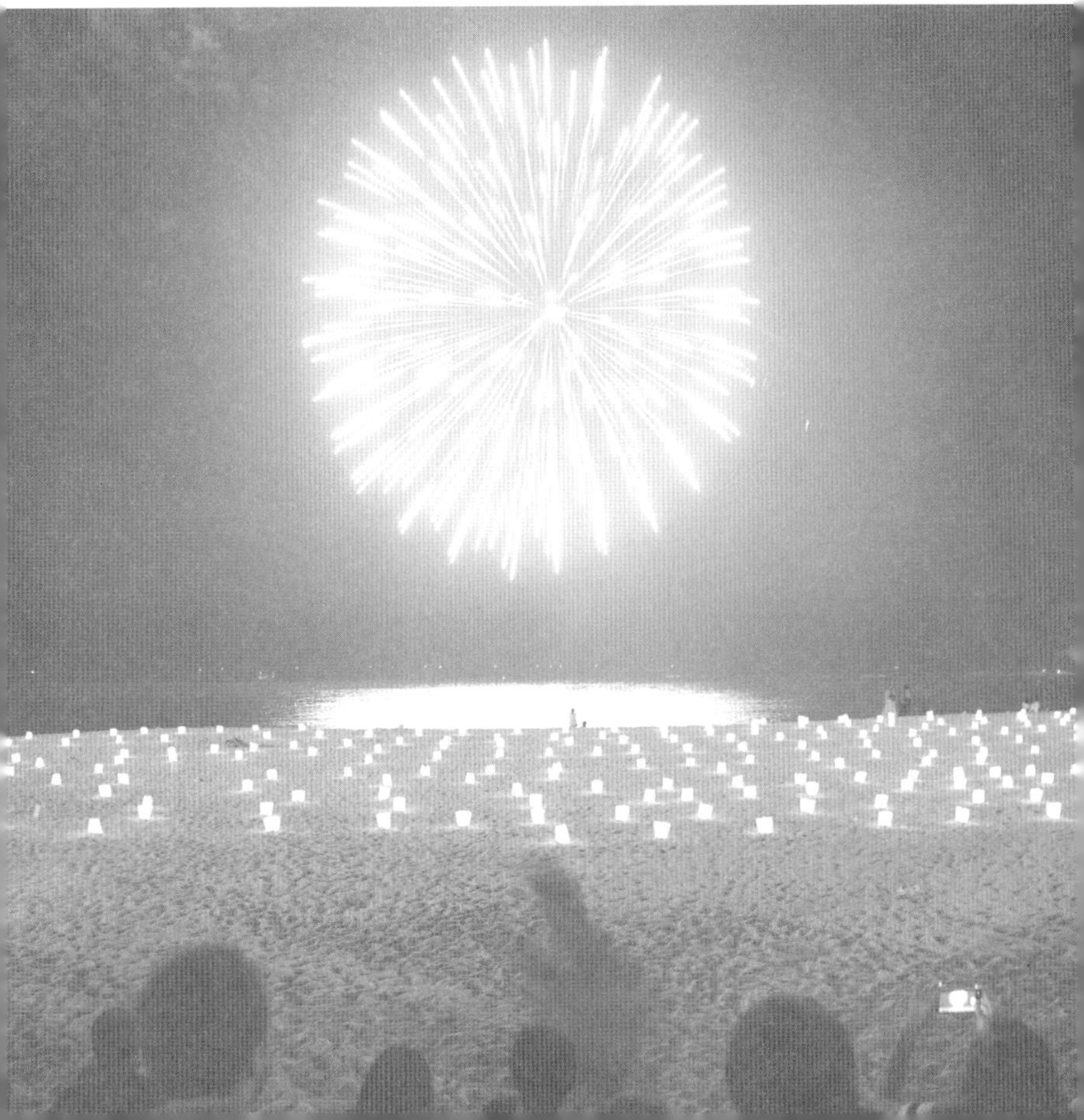

僧侶が病棟に出かけるというと、患者さんやご家族に仏教的な考え方を紹介するとか、法話などをしていると思われる方も多いでしょう。確かに仏法を聞く準備ができていて、それを期待している方もいます。しかし私の経験からすると、そんな方はごく少数でした。

実際は「全人的な痛み（※身体的、精神的、社会的、スピリチュアルな痛み、詳細は後述）」が複雑に絡み合って、患者さん本人もご家族も医療者も混乱し、葛藤している状態の中へ訪問する場合がほとんどです。そこでは問題は一つではなく、病気を原因とする多くの悩みを抱え込んでいるのです。

だから最初の面談の際には、まず「今、一番つらいことや困っていることは何ですか」と尋ねることにしています。そして「その次におつらいことは？」というふうに会話を続けます。これは、私が知りたいというう以上に、本人の心の中で悩みの優先順位を考えてほしいからです。

つまり、まず問題の整理から出発するのです。すると医療に対する不安や不信であったり、家族関係の問題であったり、仕事に対する悩みであったり、そのほかさまざまな問題が浮かび上がってきます。

僧侶が出向くのだから、生死の問題だけだと考えるのは早計です。一つひとつ、具体的・個別的な会話を重ねながら、その中でいわゆる精神的（スピリチュアルな）痛みを訴えられることもあるのです。

「ターミナルケア（終末期医療）」は一人ではできません。例えば私が所属する国立鹿児島医療センターでは、医師が一名とガン専門看護の認定看護師が二名、そして薬剤師、栄養士、理学療法士、臨床心理士、ソーシャルワーカー、そして私の九名がチームを組んでいます。その他にも施設によってはボランティアなど多職種が参加し、チームとしてそれぞれの役割を担うことが要請されます。従って、僧侶もチームの一人としての自覚が必要となり、患者さんとそのご家族を含む「いのちの共同体」に参加するのだと現在の私は考えていますし、医療の側もそのつもりで迎えているようです。

実際、ベッドサイドでは期待されるほどにうまくいかないことも多いです。それは患者さんの容体や気分に左右されることもあるし、表面化しない悩みを抱えている場合もあるし、私のコミュニケーションの取り方に起因することもあります。ただ、そうした時でも病棟の症例研究会で検討し、互いに意見を交えながら、患者さんとその家族に少しでも人生最期の良い時間を過ごしてもらえるように、皆で努力しているのです。

医療者と仏教者が協働することを考える糸口の一つとして、「緩和ケア」をご紹介します。

一九六〇年頃から、病気に伴う痛みについて関心が持たれるようになりました。どの病気もつらいものですが、特に現代の死因の三分の一を占めるガンに伴う痛みついて、なんとかしようという機運がその頃高まってきたのです。

それ以前には、痛みについてはあまり関心がはらわれてはいませんでした。今では考えられないことですが、ガンの治療については熱心な医師でも、痛みに関しては「痛くて当たり前」とその対策はほとんどしませんでした。従って末期を迎えた患者さんは、その痛みにのたうちまわって命を終えるという状況でした。

年配の方に尋ねてみてください。きっと、ガンだけは嫌だという方が何人かはいるでしょう。「痛い、痛い」と叫び続け、最後には「殺してくれ」とまで言いながら亡くなった方を身近に経験しているのです。

人生の最期がこんなことでは、あまりにも悲惨です。病気からの回復はできなくても、せめて少しでも安らかに臨終を迎えることができないかと考えられるようになりました。

イギリス人の女性医師シシリー・ソンダース氏は、ホスピス運動の誕生において重要な役割を果たし、また近代医学において緩和ケアの重要性を説いた有名な方です。彼女は、ガンの痛みを緩和するにあたって、普通の鎮痛剤に加え麻薬の有効な使用法を考案しました。麻薬というと、依存や中毒など怖いものであるような気がしますが、ある種の麻薬の鎮痛作用がガンの痛みを緩和するのにとても有効だとわかったのです。その後研究は進み、中毒の少ない使い方によって患者さんの苦痛はかなり軽減されるようになりました。

一九八五年頃になると、ＷＨＯ（世界保健機関）は「ガンの痛みからの解放」を発表し、どこに住んでいても適切な疼痛対策が取れるようなモデルを提唱します。これは、モルヒネの使用を中心としたがんの疼痛治療の方法です。WHOは、世界中でガンによる痛みからの解放を達成するために、特殊な医療機器を必要とせず、効果がしっかり現れるモルヒネ製剤の積極的な使用を推奨しています。

疼痛治療の研究は進み、今ではモルヒネを使った点滴や飲み薬、座薬や貼り薬まであるから驚きます。こうした疼痛治療の進歩によって、都市部の病院でなくても、痛みへの対策が取れるようになりました。

モルヒネが効かない痛みや、他にも看護・介護の問題がありますので、在宅での緩和ケアが必ずしも可能というわけではないのですが、ずいぶん進歩したといってよいでしょう。

このように身体の痛みについては、どんどん研究が進んでいますが、果たして痛みというのはそれだけでしょうか。

ＷＨＯが一九九〇年に発表した緩和ケアの定義は次の通りです。

もはや治療しても治癒する見込みのない疾病に冒されている患者に対して、積極的で全人的なケア（トータルケア）をすることである。痛みやその他の症状をコントロールすること、心理面、社会面、精神面（スピリチュアル）な問題をコントロールすることを最優先課題とする。緩和ケアの目標は、患者と家族にとっての最良のＱＯＬ

（クオリティ・オブ・ライフ　※詳細は後述）を実現することである

ここには、解決すべきものとして、「身体面」「心理面」「社会面」さらには「精神面（スピリチュアル）」などの問題があると指摘しています。

まず「身体的な痛み」は前述の通りです。

次に「心理的な痛み」、これは容易に想像できるでしょう。ガンでなくても、例えば風邪で熱があったり、むし歯で歯が痛かったりすると、落ち込んだりイライラしたりしませんか。マイナス思考に陥りがちになり、周囲との関係も悪くなったりすることでしょう。

「社会的な痛み」は、おもに自分と周りのつながりの変化からくる痛みです。まず生活のこと、具体的には経済的なことで、病気になれば収入は減り支出は増えます。また仕事のこと、仕事は生活のためにしているには違いありませんが、一方で人生の多くの時間を費やしています。その職や地位に就くために長年努力してきた方もいるでしょうし、自分のアイデンティティーだったりもするでしょう。

それから家族のこともあります。幼い子どものいる母親は、我が子のことを思い、とめどなく涙を流しました。

鹿児島県のある離島に、緩和ケアの講演に招かれた時のことです。終了後、七十二歳になるという男性から海岸沿いの散歩に誘われ、そこで彼が五歳の時に、母親がここで身投げをしたということを語られました。母親は乳ガンだったようです。

「子どもを残して自分だけ楽になろうとした母を、六十七年間許せなかった。しかし、今日初めて全人的痛みということを知った。社会的痛みとしての経済的問題、家族への思いで身体が動くうちに自ら死を選んだのかもしれない。私たち子どもを生かすためだったのかもしれない」

と話し、岸壁に顔を埋めて涙を流した。

このことは、安楽死や尊厳死を考えるにあたって、適切なケアがなさ

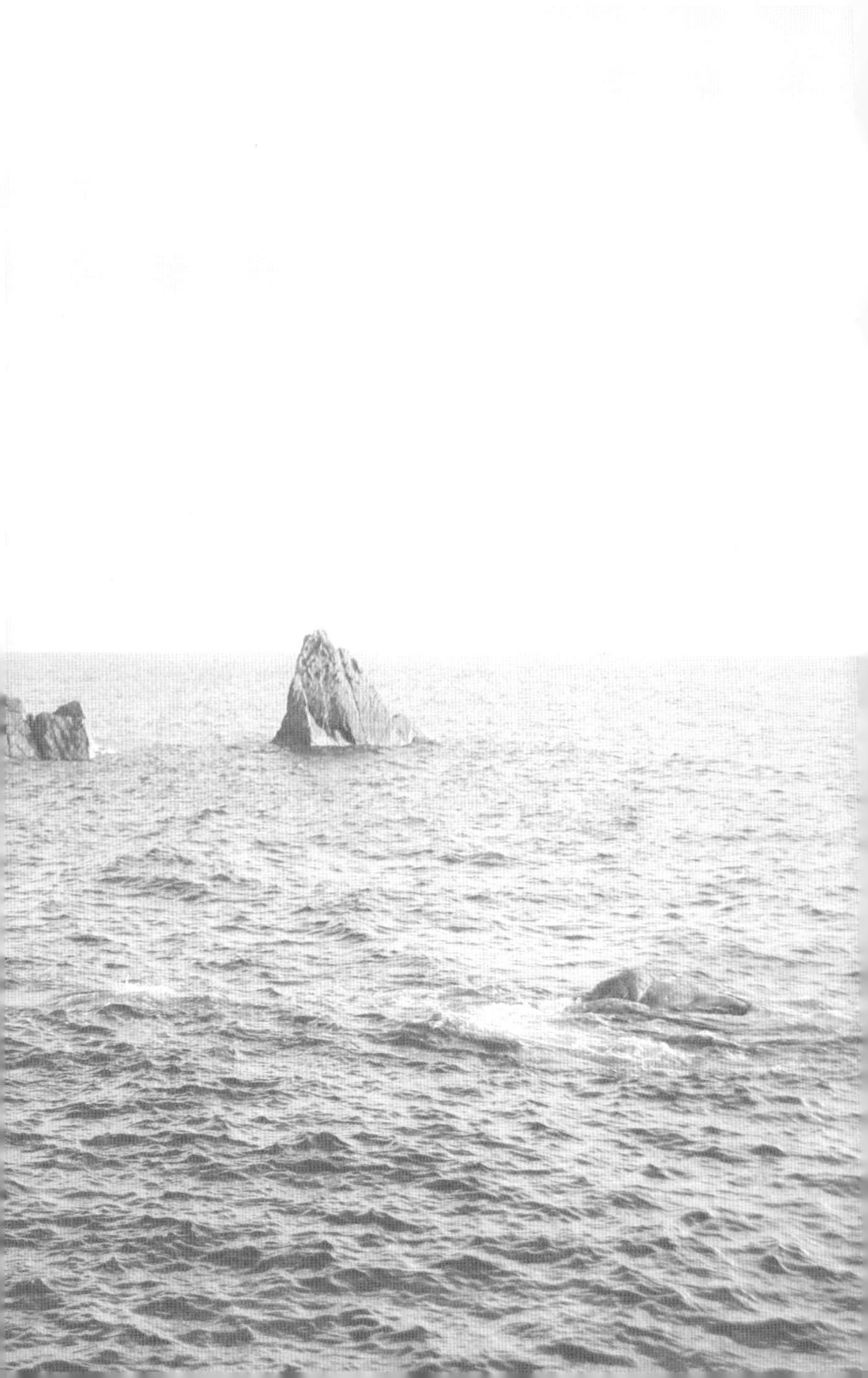

れたかが大事な要素であることを思い知らされた経験になっています。

ここまでつらい事例は、現在はないと思われますが、身体的痛みだけでなく、社会的痛みから死を願うこともある可能性は否定できません。これに近いことは、今でもあるやもしれないのです。

また「社会的な痛み」は、時に身体的な痛みを超えることもあります。肺ガンで亡くなった二十一歳の青年のことを紹介します。

彼は実を言うと、私たちにとって少々困った患者さんでした。末期になると無理な治療はせず、できるだけ痛みや苦しみを少なくしようとするのが、一般的な医療のやり方です。ところが、彼は最後まで治療を求めました。痛みなんてどうでもいいから、とりあえず一パーセントの確率かもしれない、九十九パーセントダメでもいい、なんでもいいから、ガンを治す治療を続けてほしい、とずっと要求していました。

その代わり、一日中「痛いよ……痛いよ……痛いよ……」と言います。夜になると、「痛いー！」と叫ぶ日もありました。最後の二日間は、「痛いよ、痛いよ、お母さん助けて」と訴え続けていました。

私たち医療チームとしても、とてもつらいものでした。もっと上手くやれなかったのか、もっと彼に良い時間を作れなかったのか、とても反省しています。彼は、私たちには言わなかったけれど、若い新人の看護師に自分の思いを打ち明けていたそうです。「絶対、誰にも言わないで」と。

亡くなった後の反省会での勉強で、その看護師が教えてくれたことによると、彼はこう言っていたそうです。

「僕はもうこの治療で治らないことは知ってる。無理だとわかってる。でも最後まで続けてね」

治らないとわかっていて、どうして続けるの？　と看護師が訊くと、

「だって、僕がもうやめてって言ったら、お母さんが悲しむでしょう。だから最後まで続けてほしい。僕がどれだけ痛いと言っても続けて。僕が今できることは、お母さんががっかりする日を一日でも伸ばすことしかない。最後までできるだけがんばり続けることしかないんだ」

私たちはもっとうまくやれなかったのかと、今でも後悔しています。

本当はそうではないんだよ、と伝えられませんでした。

「精神的（スピリチュアル）な痛み」は適当な訳がなく、説明が難しいのですが、「実存的な痛み」とか「根源的な痛み」という言い方をされることもあります。

私の経験を紹介すると、

なんのために生まれてきたの？
私の人生ってなんだったの？
なんのために今日まで生きてきたの？
どうして私だけこんなめにあうの？

死ぬってどういうこと？
死んだらどうなるの？
火葬場で焼かれるのはいやだ

などというような問いかけに表われます。

今のところ私は「存在（生きていること）の意味を脅かす痛み」というふうに考えています。

このように、患者さんは多くの痛みを抱えてベッドにいるということです。

「緩和ケア」とは、患者さんやその家族の抱えるさまざまな痛みを精確に把握することから始まります。患者さんの心に耳を傾け、共感し、最良のＱＯＬを実現できるよう対策を考えます。

ＱＯＬとは「クオリティ・オブ・ライフ（Quality Of Life）」の略称で、一般に、一人ひとりの人生の内容の質や社会的にみた生活の質のことを指し、どれだけ人間らしい生活や自分らしい生活を送り、人生に幸福を見出しているか、ということです。

こんなふうに言うと、なかなか壮大な話に聞こえてしまうでしょうが、私自身は、

「人生いろいろなことがあったけど、生まれてきてよかった、生きてきてよかった」

と思えたら、ＱＯＬが向上したと言っても良いと思います。

もっと日常に引き寄せていえば、「今日はどんな顔をなさっていたかな」くらいで良いと思います。口では大丈夫と言っているのにつらそうだったり、逆に症状は悪くても表情は明るかったりということもありますから。

例えば、骨に転移があって折れても不思議ではない状態の時、治療のしようもなく、たださすっているだけ、それでも患者さんは「ありがとう、痛みが止まったよ」と言ってくれました。

以前は終末期の患者さんだけが、緩和ケアの対象でした。しかしガンと診断された時から、患者さんやそのご家族は大きな不安に襲われます。だから最近では、診断時からケアを開始するべきだと考えられるようになったのです。また「早い時期に識別し、誤りなく評価して、苦痛を予防もしくは軽減する」という、さらに積極的な関わりが求められるようにもなりました。

また、緩和ケアは決して諦めのケアではありません。誰しもいつかはかならず命の終わりを迎えます。最期まで生き抜くことを支えるケアといって良いでしょう。

ある時、ちょうど同じ頃に末期を迎えた二人の患者さんがいました。二人とも、娘さんの結婚式を控えていましたが、出席はできないものと諦めていました。しかし、緩和ケアチームで検討の結果、その日の容態次第ではあるが、出席は不可能ではないとの結論を出して、それぞれの患者さんに提案したのです。もちろん「出席できるならしたい」との返答でした。

私たちは、一、結婚式も披露宴も出席する、二、両方が無理そうであれば式だけ、それも無理であれば、三、新郎新婦に早めに衣装を着付けてもらって病院へ来ていただく、というふうに、段階分けした目標を設置しました。

容態が変わった時のフォローには、非番の看護師が付き添いを申し出てくれ、同じく医師も自宅待機しているので、いつでも連絡可能と言ってくれました。

目標を持ったからでしょうか、二人ともいきいきとしてきました。

さて当日になり、一人は式だけ出席できました。最後まで、「よかった、よかった」と繰り返しながら、それから数日後に臨終を迎えました。

もう一人は、結局出席しませんでした。当日の朝になって、

「俺、悪いけど行かないから」

と言いました。体調は悪くなかったのに、です。どうしてかと訊くと、

「せっかく準備してもらっておいて申し訳ないけど、俺が行ったら俺が主役になってしまうから」

と言うのです。

本当は出席したいでしょう。でも自分が出席したら、多くの人の注目が自分に行ってしまうだろう、今日は娘の晴れ姿だから、皆に娘を見てほしい、と言うのです。

二人とも、どちらも娘を愛する父親の姿です。私たちはどちらも無駄だとは思いません。彼らは人生最期の数日を充実して過ごしてくれましたから、そして私たちのささやかな思いをあたたかく受けとってくださったから、お礼を言いたいのはこちらです。

こうしたことも、緩和ケアの一例です。この場合は痛みとしては「社会的痛み」に分類されますが、これをケアすることによって、結果的に他の「痛み」にも良い影響を及ぼします。言い換えると、「痛み」を乗り越えようとする力が湧いてくるのです。

僧侶は生前に、
医療者は死後に関わりを

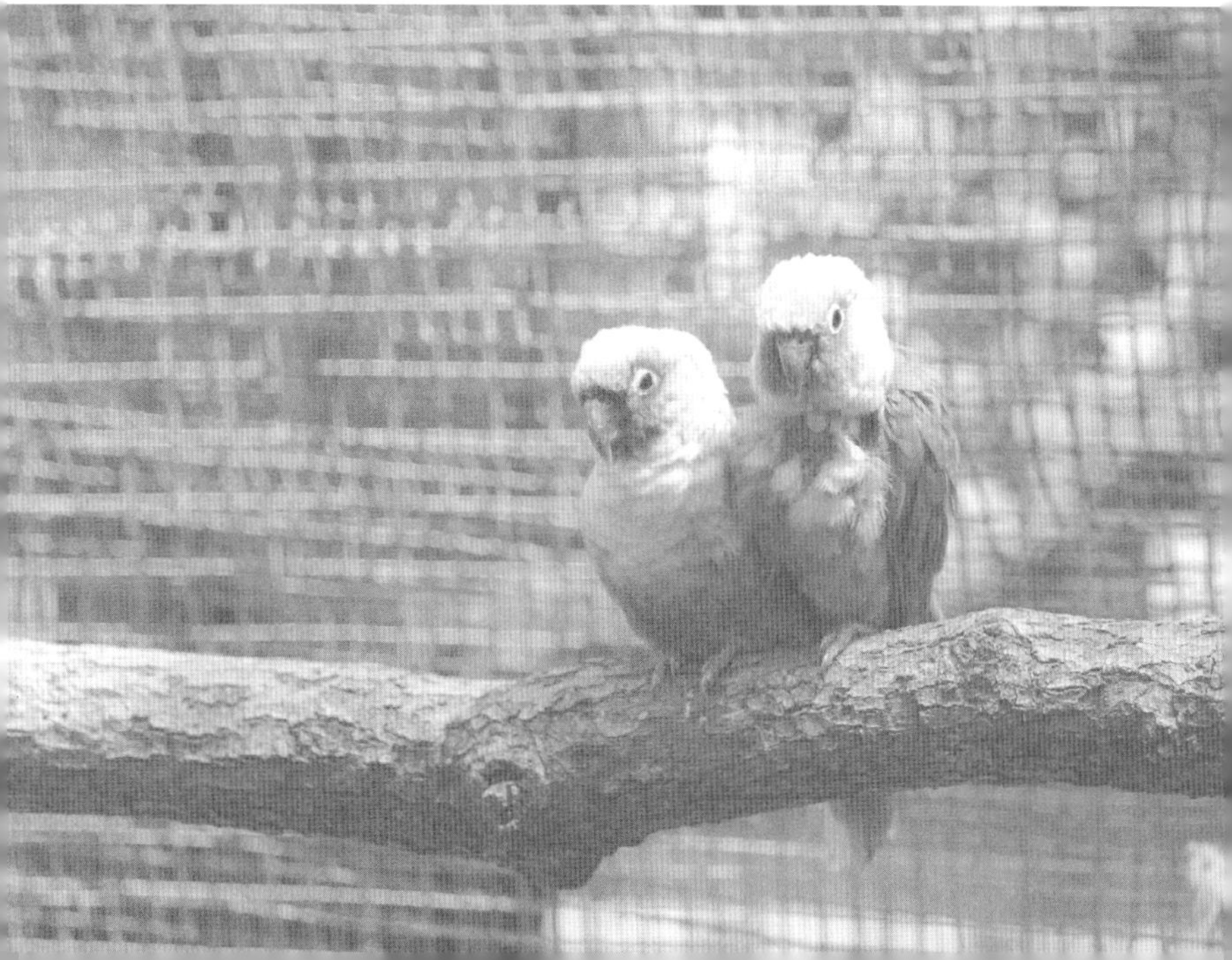

今から約一八五〇年前に、龍樹（ナーガールジュナ）というインドの僧侶が書いた『十住毘婆沙論《じゅうじゅうびばしゃろん》』という書物に、当時のお寺のイメージを表す興味深い記述があります。

「お寺はなんのためにあるの？」という問いに対して「病人のためにある」と答えているのです。さらに「医薬の具を求める」と続きます。これは、治療を受け薬をもらうということです。そして「治療を行う人（今でいう医師や看護師）がいる」とあります。

日本でも、大阪の四天王寺に四箇院（敬田院・施薬院・療病院・悲田院）という日本における社会福祉の先駆けとされる施設があったということですが、医療制度や社会福祉制度が確立される以前には、福祉は宗教が担うという慣例があったということでしょう。

現代日本で病気になったから、もしくは年を取って身体が衰えてきたからお寺に行こう、という方はいません。生きているときはお医者さん、死んでからはお坊さん、というのが常識となっています。

また、お寺に病院（治療する場所）としての機能があったということに加え、さらに「病気の方のために仏の教えが説かれる」とあります。医療行為がその専門家によって行われている現代において、宗教者が担うべき役割はこれでしょう。

前述の通り、患者さんやそのご家族の持つ痛みは、身体的なことばかりではありません。そうした医療では除けない痛みのケアこそ、宗教者の出番であるべきです。そして、それは医療者と連携して行うことで、より効率的に行えるはずです。

例えば「グリーフケア（悲嘆ケア）」について考えてみましょう。最近の葬儀で、四十九歳の父親を見送った高校二年の息子さんの弔辞を聞く機会がありました。幼い頃の父親とのエピソードを、彼は号泣しながら遺影に語りかけたのです。そして、最後にこう叫びました。

「俺たち、住職さんからいつも聞いていたよね。お父さん、仏さんになったら、皆を助ける人になるんだよね。忙しいだろうけど、仕事好きだったから大丈夫だよね。お父さん、そっちでがんばれよ。俺もこっちでがんばるからさ。また会おうね、ありがとう」

父親の生前、法事のたびに病棟での経験を話してほしいと依頼してきたご家族でした。

「グリーフケア」とは、喪失から生じる悲嘆に対する支援のことですが、大別して、間もなく訪れるであろう臨終を予期せざるを得ない患者さんと、その家族のさまざまな苦悩に対して行なわれる「予期悲嘆ケア」と、亡くなった後の家族が喪失の痛みを抱えて生きることへの援助として行なわれる「悲嘆ケア」があります。その内容や具体的な援助の方法は、緩和医療関係の書物に紹介されているので、そちらを参照していただくこととして、ここでは医療と宗教との連携という視点から、少し私の意見を述べます。

まず「予期悲嘆ケア」は、臨終を迎えるまでのことなので、病院の中でのケアになります。ただし、緩和ケア病棟を除いて、治療中心の病院では意識的に行われているとは言い難いのが現状です。

「予期悲嘆ケア」は、受容的に傾聴することや自分の価値観を相手に押しつけない態度は当然のこととして、患者さんやご家族の問いを待ったうえで、死を話題にできる力や、自分自身の死生観をある程度日常的に考えておくことが必要ですが、現在の医療事情ではそんな余裕はあまりありません。

従って「予期悲嘆ケア」を意識する病棟は、僧侶に対してこうしたケアの役割を期待することになります。しかしそうした施設も参加する僧侶の数も少なく、心ある医療者だけで、しかも個人的に行われているのが実状なのです。

こうして臨終を迎えた患者さんやご家族は、病院から自宅や葬儀社に送り出され、それぞれの宗派で通夜、葬儀、中陰などの仏事、法事が営まれることになります。そこでほとんどの家族は、初めて仏教に触れることになるのですが、その際、多くが儀礼的になされていると言っても過言ではないでしょう。

最近では、宗教者の介在しない〝葬儀〟も増えているようです。現代人の宗教心の無さと嘆くよりも、宗教不信の現れなのだと宗教者の側が反省すべきことであると、私は思います。喪失の痛みを学び、家族に寄り添い、ゆるやかな再出発を援助するグリーフケアこそ、僧侶の本来の役目のひとつといえるのではないでしょうか。

現在の終末期において、医療者は患者さんの死まで、宗教者は患者さんの死後から関わっている、死の一点でバトンタッチする寂しい関係であるのがほとんどです。患者さんと家族の生前のプロセスを僧侶が学び、そして死後の家族の心の軌跡を医療者が学ぶことを通して、相互に協働するあたたかい連携が生まれると私は思っています。

ご家族のケアも
大切

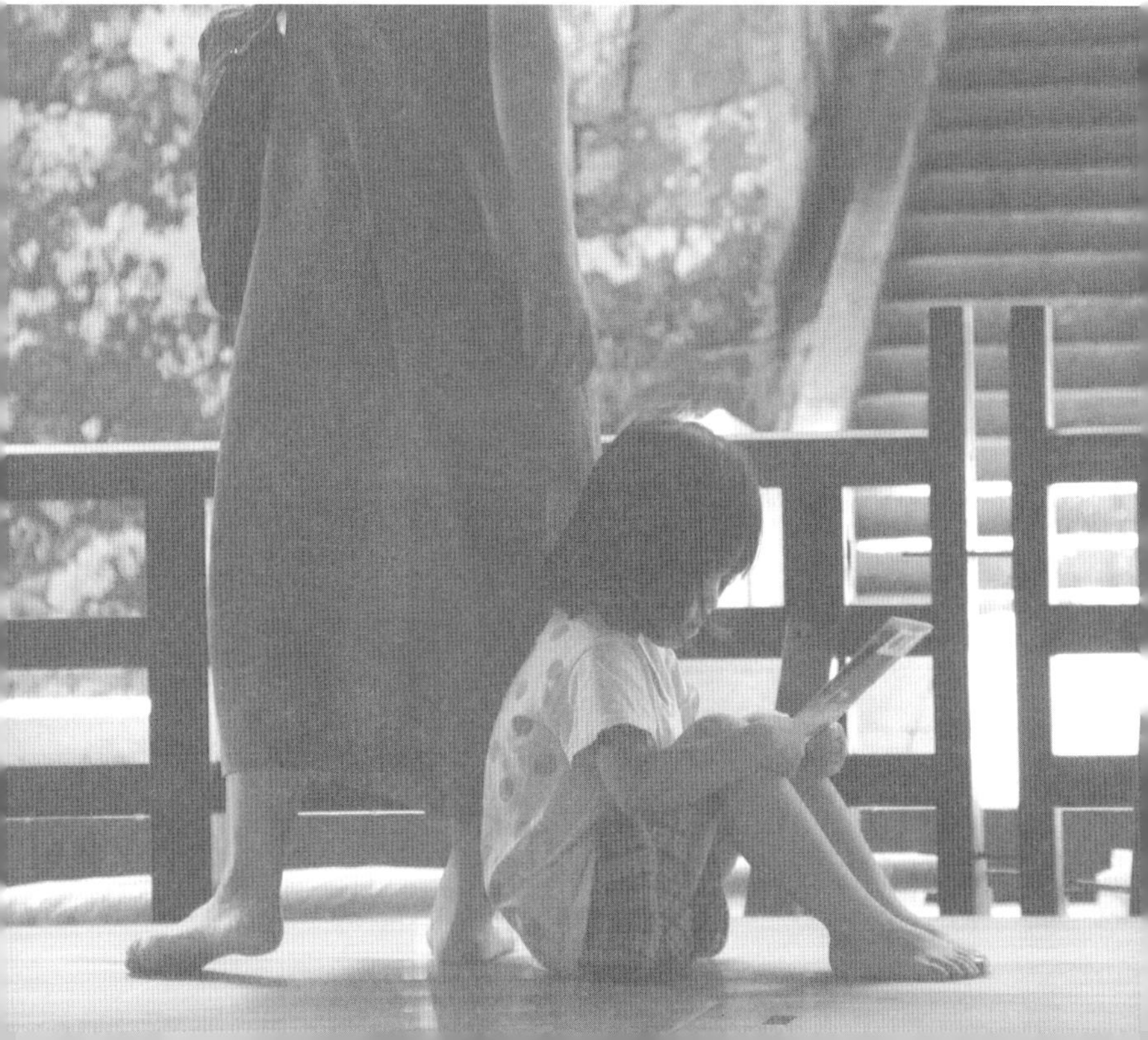

病棟に出入りするようになって、患者さんの家族もケアの対象であるということに、あらためて気づかされました。病気の当事者である患者さんの問題のみがクローズアップされ、介護者としての補助的役割を期待されるだけになりがちな家族ですが、身内に病人を抱えてさまざまに葛藤している彼らにも、「全人的な痛み」が現れます。看病疲れとは身体的問題だけではなくて、精神的にも追い込まれている状況を指し示しているのです。

従って医療チームには、家族に対して患者さんとの接し方の助言だけではなく、家族の痛みにも向き合う態度が求められます。

しかし医師や看護師は多忙を極めていて、わかってはいても実際には時間が取れません。そこで、その役目は臨床心理士やカウンセラーや医療ソーシャルワーカーの仕事になります。しかし一部の緩和ケア病棟を除けば、配置されている病院はそう多くはありません。たとえ配置されていたとしてもあまりに少人数で、患者さん本人のケアだけでもオーバーワークになっている場合がほとんどです。このような医療現場では、患者さんのご家族の悩みを把握して誠実に向き合う時間がなかなか取れないでしょう。

実際、宗教家として要請を受けて出向いてみると、どちらかというとソーシャルワーク的な役割を求められることも多いのです。

私が、患者さんとそのご家族全員のケアにあたった時のことを紹介しましょう。

患者さんは当時三十八歳の女性でした。ご主人は三十九歳で、子どもは三人、中学三年生と小学校二年生と保育園に通う五歳のお子さんがいました。私がこの方と出会ったのは、ある年の三月七日。そして、五月二十日までお付き合いしました。

この患者さんが私と最初に会った日は、まだパジャマで点滴の瓶を押して歩いていました。

彼女は胃ガンで、割と早い時期に見つかったのですが、残念ながらとても進行が速いタイプでした。治すよりも広がる方が速いガンだったのです。

数年前に手術をしていますが、その一年後に再発しました。それから化学療法などをしましたが、残念ながらある年の二月半ばくらいからだいぶ容態が悪くなってきて、やがて精神的な落ち込みが出てきました。お医者さんが四人勤めているものの、終末期医療には慣れていない病院でした。

私はどんな小さな病院でも大きな病院でも、相談を受ける時には、誰も入ってこないお部屋を最初に作ってもらって、そこで話を聴くことにしています。悲しい話をするから、つらいから、泣きわめきたい時があります。でも人がウロウロしているところで、相談なんてできません。どうしても部屋がないときは、院長先生の部屋を貸してください、などと言って用意してもらうこともあります。

彼女と向かい合って、私はまず自己紹介をしました。そして、「今一番おつらいことは何ですか?」と尋ねました。彼女は、一番つらいことは……、と言いかけて声をつまらせ、泣き出しました。そして「家族!」と叫んで号泣しました。

こういう時に、絶対言わないようにしている言葉がいくつかあります。まず一つは「そんな泣かないで」という言葉。泣きたい時に思いっきり泣くのは、心の健康にとっていいことなのです。やまない雨と一緒で、止まらない涙はありませんから、泣く間は一緒に付き合ってあげてください。何分か経てば、必ず泣きやみます。

少し落ち着いてきた彼女は、

「せめて、せめて、一番下の子、保育園の年中です。五つの男の子なんです。来年の入学式で手を引いてやりたい」

と言って、また少し泣きました。

私がこういう時に、絶対言ってはならないと心に決めている言葉、

「一年先の入学式ね、大丈夫、そのつもりで病気と闘いながらがんばりましょう」

絶対に言いません。それを言ったらウソになってしまいます。この方の症状は、その時点であと二、三カ月ほどしか持たないだろう、という状態でした。それなのに、来年の入学式で手を引こうね、などと言うと

その時は喜ばれます。「そうね、私がんばります」と答えるでしょう。でもそれからひと月経ったら、容態が悪化してきます。そうなった時にきっと言われるでしょう。

「あの時、そのつもりでって言ってたけど、知ってたんでしょ。ウソつき。私が悪いことを知ってて……」

命に関わるウソをつかれた人を、もう一回信用しますか？　絶対に無理でしょう。

「いや、そんなつもりじゃなくて、あなたを励ますつもりで言ったの」

そんなことは言い訳にしかなりません。私たちは真実を共有することなしに、本当の医療はなされないと考えています。

だから私は、

「そうですね。母親だから、来年の入学式で手を引いてやりたい。他の子たちにそうしてあげたように。そうしてあげたい気持ちはよくわかるけど、それができそうもないからつらいんですよね」

私は残酷でしょうか。「あなたはできませんよ」と言ったのです。でもそれを聞いた彼女は「ありがとう、ありがとう」と繰り返したのです。

「私の周りに来る人は皆、そんなこと考えるな、と言う人ばかり。私の言うことをまともに聞いてくれたのは先生だけ。本当に黙って受け容れてくれたのは先生だけ」

そして彼女はこう続けました。

「先生、私、今でも母親失格。子どものこと何もしてやれないし、妻としても失格。それから、嫁としても失格なの」

そんなこと気にしなくていいよ、と人は言うそうですが、私は、

「そうだね、お子さんと一緒にご飯を食べたり、ドライブに行ったり、学校のＰＴＡに行ったり、あるいは家族で旅行に行ったり……もう何カ月もそんなことしてないよね」

と言いました。

「先生、ありがとう。そうなの。私のところに来る人は皆、そんなこと考えるなって言うけど、考えるなって言われて考えずにすむなんてこ

とないでしょう。夜はずっとそのことばかり思っているんだもの」

そして彼女は、誰かに私の気持ちをわかってほしかった、と言いました。こういうお付き合いもあるのです。

「元気出して」とか「がんばって」とかは言わない。これを英語で言うと、「Not doing but being」。これはイギリスのホスピスに掲げてあるとても有名な言葉です。

私はあなたに何か望むことをしてさしあげることはできないけれど、私はあなたを一人にはしませんよ。私でよかったら、あなたのそばにいますよ。

そんな気持ちで寄り添ってくれると、とても心が楽になるのです。どうも世間の人は悩める人に会うと、何か解決策を出してあげなければという気持ちになるようです。でも私は問題解決者ではなくて、その方の伴走者、マラソンでいえば横を走る役、一緒に並んで走ってくれる人、そういう関係になれたらいいなぁ、といつも思っています。

それから、すぐ看護師さんにノートを六冊買いに行ってもらいました。お子さんと交換日記をするためです。お父さんにそれを交換してもらうようにしました。

しばらくして彼女は気がつきました。

「先生、この日記、私が死んでも残るんでしょ」

と言ったので、「バレたか」と笑って答えました。

「あなたのお子さんたちは、この日記を開けば、あなたがいなくなってもお母さんに会えるから。そのつもりで書いていただけますか」

亡くなる三日前くらいまで、最後はミミズが這うような字になりながら、彼女は書き続けました。

亡くなってからひと月ほど経って、うちにそのご家族が遊びに来ました。元気な顔を見せに来てくれたのです。

小学二年生の娘さんが、

「先生、お母さんが書いた日記、見せてあげようか」

と言ってくれました。「見ていいの？」と訊くと、「うん、私の一番好き

なページ」と見せてくれました。そのページには、

お母さんは今日は吐き気が強くてもう書けません。でもいつも書いてる時間の分だけ、○○ちゃんを想っています。

と書いてありました。

「先生、今でも私のお母さん、私のことを想ってくれてるよね」

「ああ、きっとそうだね」

こんなふうに、お子さんたちは今でもこの日記を開いています。母親としての役目を果たしたのです。

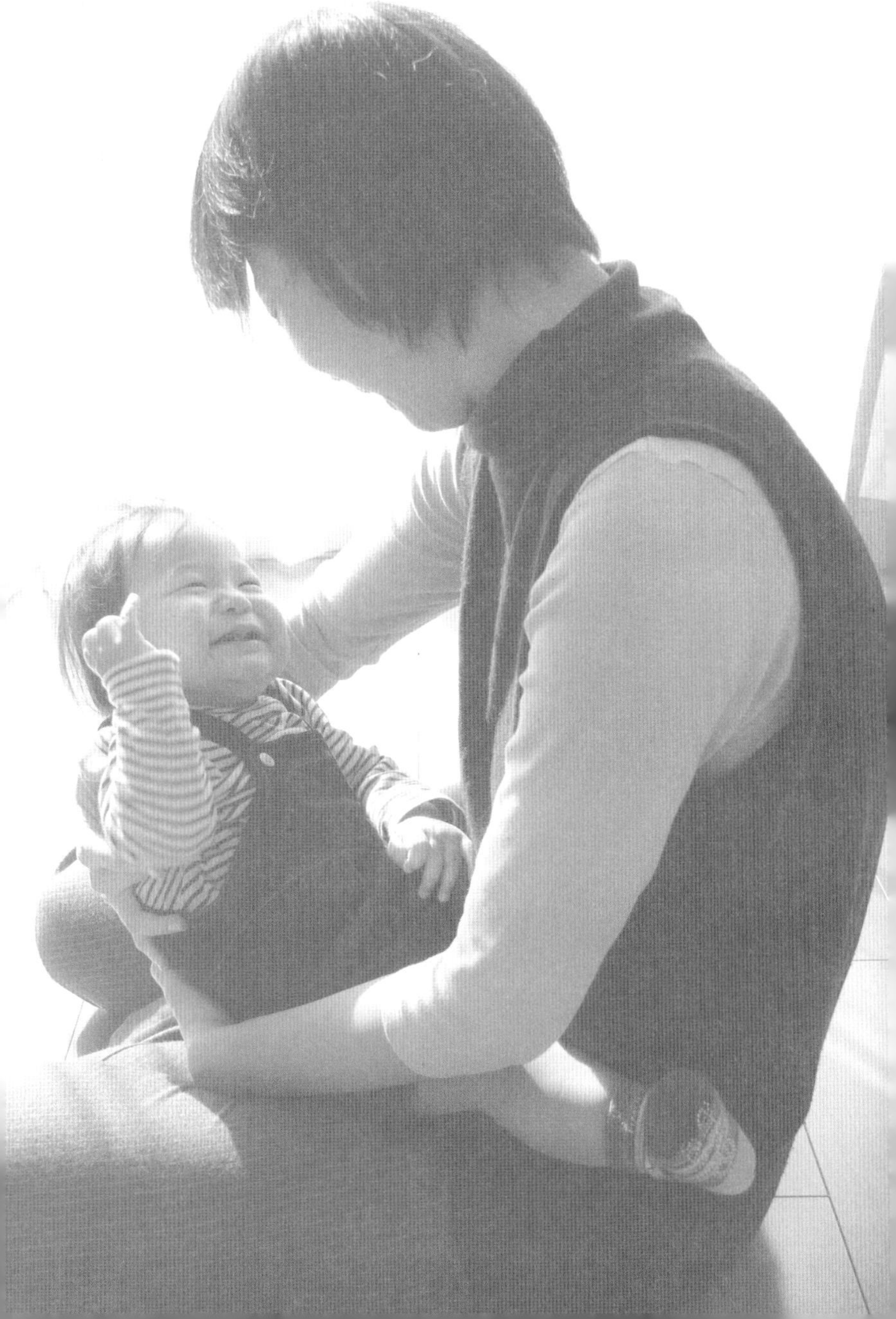

次にご主人のことです。

「先生、私は死んだ後のことを夫と話しておきたい。でも私の夫は優しい人で、私が死んだ後なんて言うと、そんなこと言うな！　諦めるな！って。先生、うちの夫と話をしてくれますか」

と言うので、ご主人に仕事が終わる時間を尋ね、病院で待ち合わせることにしました。

ご主人と向かい合うと、彼は、

「先生、私は奇蹟を信じています。でも本当言うと、何かがあった時に妻が子どもにどうしてほしいとか、そういう話もしたいけれど、でもそんなことを話したら、妻がショックを受けそうで……」

と打ち明けてくれました。私はこう提案しました。

「奥さんも同じ気持ちですよ。明日の晩、病院に泊まりませんか。二人部屋を空けますから」

病院にお願いして一晩だけ二人部屋を空けてもらい、ご夫婦で泊まってもらうことにしました。

私は病室を出る時に、二人をからかいました。

「今夜は深夜勤務の看護師さんも絶対にドアを開けません。夫婦ですから、どうぞご自由に。ホテルの部屋と思ってください」

と笑ったら、二人も笑っていました。

次の日、朝七時半頃に電話が来ました。

「先生、ベッドは一つで良かったですよ」と言いました。そして「朝まで二人で抱き合って泣きました」と。「なんで私たちだけ、こんなにつらいの？」と。

次の日曜日、子どもたちが全員そろって病院に来て、両親の様子を見て、言いました。

「お父さんとお母さん、新婚夫婦みたい」

一番つらいことを打ち明け合い、話し合えた夫婦です。もう隠し事はありません。お互いに率直に目を見つめ合いながら語る夫婦です。これでご主人がとても力を発揮するようになりました。

そして、お子さんたちです。

まず小学二年生の女の子、この子のことで一番記憶に残るのは、亡くなる二、三週間前でした。廊下で私を捕まえて、

「大人の人がいつも言うでしょ。人間生きているうちが花だ、死んだら終わりだって」

と言いました。

「うちのお母さん、死んだら終わりなの？　死んだら腐ったお花になって、枯れて焼かれて捨てられるの？」

と訊くのです。「先生のお話を聞いてくれますか」と、私は彼女に向き合いました。

「あのね、君のお母さんはかぐや姫さんみたいなんだよ。もうすぐお

月さまに帰る日が近づいているんだよ。かぐや姫さん、お月さまに帰る時、なんて言うかな？」

絵本はちゃんと準備してあります。

「おじいさん、おばあさん、今まで育ててくれてありがとう。私は月の世界に帰ります。今度は月の世界から見守っているから、元気で長生きしてくださいね」

あとで文学を研究している人に聞いたのですが、『かぐや姫』は平安時代では、若くして死んでいく人の話という受け取り方をされていた、との解釈もあるということです。少なくとも、紫式部はそう理解していたと。

話を終えると、女の子はお母さんの病室に走って行きました。「お母さ〜ん」とベッドに駆け寄ると、

「お母さんって、かぐや姫さんなの？」

と訊きました。お母さんは亡くなる十日前くらいで、ずいぶんと痩せてしまっていましたが、ほっぺに手をあてて、「そんなに美人じゃないけどね」と言いました。そして、

「お母さん、お月さまに帰るまでには、もうちょっと時間があるから、今のうちにいっぱいお話しししようね」

と言いました。

残された時間を大切に生きるとは、こういうことです。

この子は私を見て、「先生、今日、病院に泊まっていい？」と訊くので、「うん、いいよ。今日はお母さんと寝たら？」と言いました。

この子がお母さんの胸に抱かれた最後の夜が、この日でした。それから亡くなるまで、一生懸命看病してくれました。

お母さんが亡くなってしばらくして遊びに来た時、ちょっと困ったことがありました。

「うちのお母さん、かぐや姫さんみたいにお月さまに帰ったたって言ったでしょ。でもうちに来たお坊さんは極楽に行ったたって言ってたよ」と言うのです。そして、隣のおじちゃんは「天国に行った」って言ってたと。さらに、

「電報か何かで、草むらに行ったたっていうのもあったよ。草葉の陰で、っていうやつ。あと、隣のお姉ちゃんは、お母さんはお星さまになったって。先生、うちのお母さんはどうなったの?」

と訊かれました。

私は困ってしまい、「う〜ん、ごめん。先生まいった」と言ったら、「先生、大丈夫」と言って、自分の胸を押さえました。

「大丈夫、お母さん、ここにいるもん」

私が一番伝えたかったことは、伝わっていたのです。

一番下の子は、男の子です。皆が「お母さんが長いこと入院してて寂しいね、つらいね」と言うのですが、この子は「僕、寂しくないよ」と答えます。男の子です。強いんです。五つとはいえ。

ところがおうちを出る時に、おばあさんにこう言うのです。

「僕の枕、洗ったらダメだよ」

ずーっとお母さんの枕で寝ているのです。髪のよごれも付くし、よだれも出るでしょう。でも、洗ってはダメなのです。お母さんがとれてしまいます。

この子は「寂しいでしょ？」と訊くと、「寂しくないよ」と答えるのです。幼いなりに、一生懸命がんばっているのです。

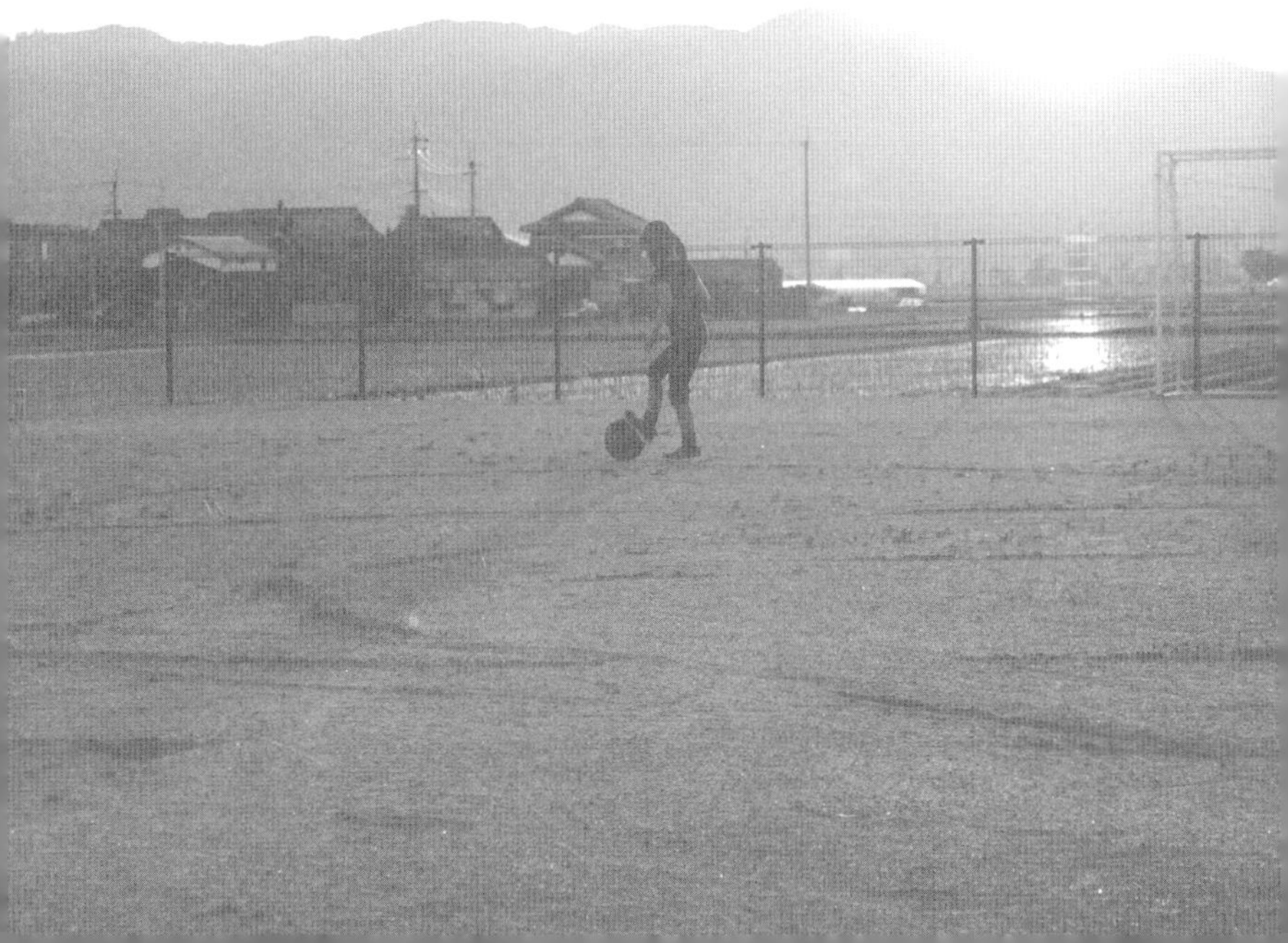

さぁ、この子どうしよう、と思いました。言葉では励ませません。

お経の中にこんな言葉があります。

「煩悩《ぼんのう》の氷とけて」

仏さまの慈悲は、私たちの煩悩という氷をとかしてくれる、という言葉があって、ふと思いました。

そうか、この子の心は凍りついたような状態だ。その氷をとかすには、「がんばれ」とか「元気出せ」と叩いたってダメ。いくら力を加えても、砕けた氷ができるだけ。氷は熱がないととけない。凍りついた心をとかすのは温もりだ。今、私たちにできることは、この子を抱きしめること、皆でそう努めることにしました。

また、お子さんたちもケアに参加して、できることをしてもらいます。「○○ちゃんとお姉ちゃんは右足、○○くんは左足をマッサージしてね」

お母さんもお子さんたちも、うれしそうにしていました。

この子たちが大人になったとき、幼いなりに精一杯のお世話をしたということを思い出してほしいのです。

「お母さんのこと、心配ないよ。気にしなくていいよ」

大人たちは心配なときにこう言ってしまいます。でも、違います。「心配ない」わけないことくらい、子どもにもわかります。「気にしなくていい」なんて言っていると、子どもはきっと大人のことを信用しなくなるでしょう。またお母さんに何もできなかったというのは、あまりにもつらい思い出になってしまうのです。

いよいよ亡くなる数日前、お母さんの意識はだいぶもうろうとしてきました。ベッドで「長倉先生」と呼んでくれたそうで、ご主人が私を迎えに来てくれました。私はベッドサイドに走りました。そして「長倉ですよ」と手を握りました。

彼女は薄目を開け、

「長倉先生、お世話になりました。少し先に往って待っています。先生も後から来てくれますよね」

と言うので、「うん、必ず」と答えました。「必ず往くからね」と答えた私に、彼女は言いました。

「先生、慌てなくていいですよ」

そして、私たちはいつも死んだ後の約束をしています。彼女とは、

「先生、お浄土の門を入って左側の白いベンチで、私待ってるから」

「わかった。左側の白いベンチね。そこで待ってるのね」

と、こんな約束をしています。そして彼女はこう続けました。

「先生、最初の日の約束を覚えていますか。私ね、なれましたよ。日本一幸せなガン患者になれましたよ」

私が答える前に、横からご主人が「俺たちほど幸せな夫婦はいないぞ」と叫びました。

「僕が生まれて、一年後に君が生まれてくれて、そして二人出遇ったよね。君が生まれて今日まで生きてくれて、本当にありがとう、それだけは言っておくよ」

と言ってくれました。あなたの命そのもの全部、生きてきたすべて、ありがとうと言ってくれたのです。

奥さんも「ありがとう」と。

「私も、あなたが今日まで三十九年生きてきてくれたことにお礼を言います」

と言いました。

その後、彼女は少し意識を落としました。そしてそれから二十分くらいたって、もう一度目が開きました。そして、こう言うのです。

「先生、三十八年の命でした。子どもが大きくなるまで、もう少し生きていたかった。でも今度はむこうから見守っています。自分のことだけ言わせてくださいね、先生。私ね、生まれてきてよかったよ。本当に今日まで生きてきてよかったよ」

涙を流していますが、ニコッと笑って「先生、お忙しいんですから、身体に気をつけなきゃだめですよ」って、どっちが病人なんだか、私のことを気遣ってくれるのです。これが、彼女が私にくれた最後の言葉です。

お父さん
カッコよかったよ

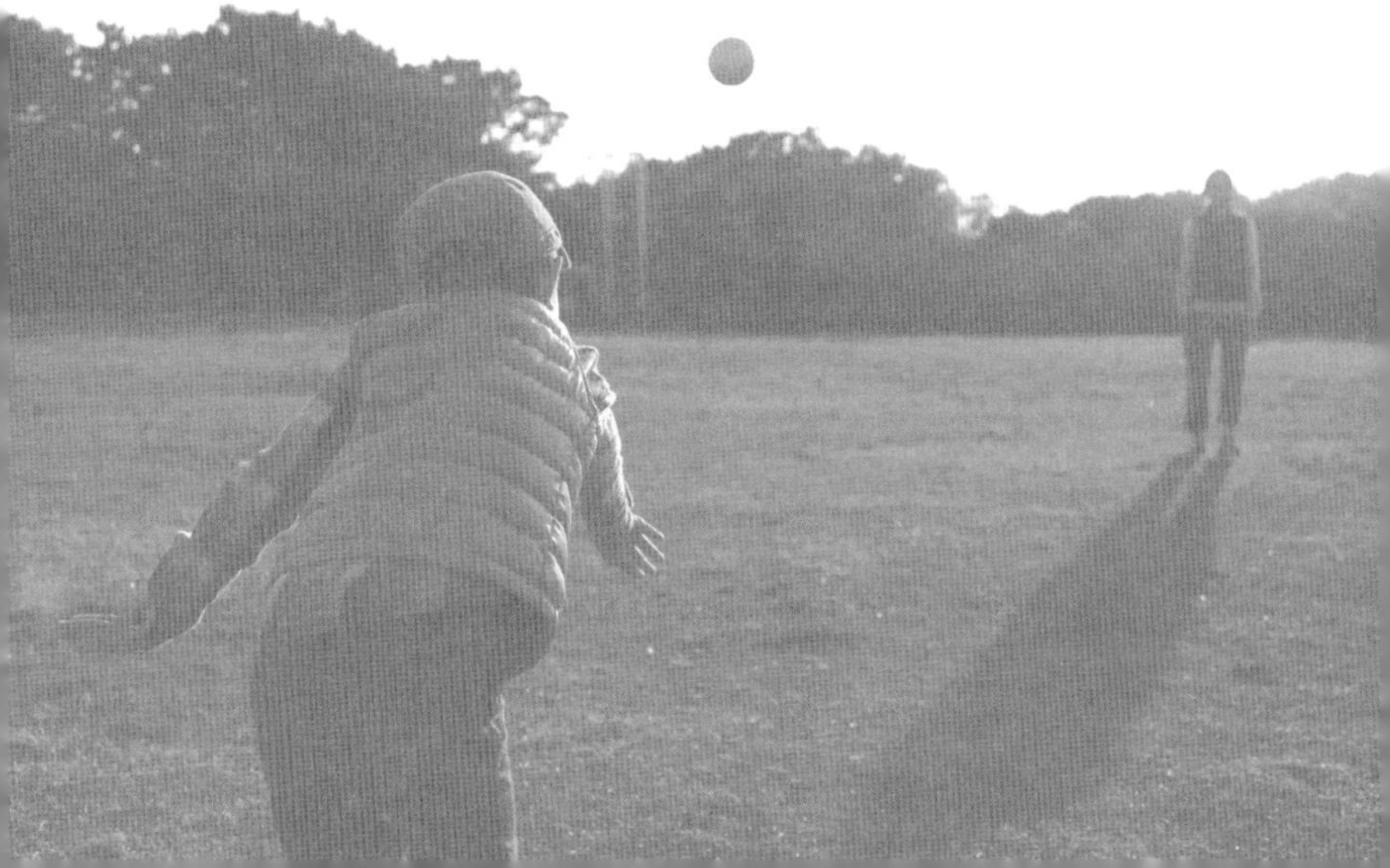

ご家族のエピソードをもう一つご紹介します。

四十歳の男性患者さんと三十代の奥さん、小学校三年生のお子さん三人家族のお話です。

患者さんの病気は、肝臓ガンでした。ガンと診断されてからは、手術や放射線治療、化学療法が一般的になされます。ガンは末期だけがつらいのではなく、副作用などがあってどの治療もつらいのです。

そんなつらい治療にも懸命に耐えていましたが、ついにこれ以上は無理だと判断せざるを得ない時がきました。

話が横にそれますが、こんな時に、

「もうあなたには、何もすることがありません」

などという残酷な言い方をする、困った医師が時々います。聞いた側はどれほどショックを受けるでしょう。絶望させる言葉です。それよりも、

「あなたの体力を温存する最善の治療を選択したいと思いますが、いかがでしょう」

と話すことで、患者さんの受けとめ方はずいぶん違ってきます。単なる言葉のあやでしかないと思うかもしれませんが、ベッドサイドはそれほどに敏感なのです。実際、この説明で「よろしくお願いします」と答えた方を多く見ました。

さて、告知から数カ月経った頃ですが、まだ自力で廊下を歩けるし、

外見には元気に過ごしていました。しかし奥さんは、夫の命が長くないことに耐えられず、病室でも涙ぐんだりしていました。

こんな奥さんを見て最初のうちは、

「死ぬのは俺だよ、お前何泣いてんだ。困ったやつだ」

と笑っていました。しかし、体力が落ちてくると、

「泣くのだったら病室に来るな、気分が悪くなる」

というような言い合いをするようになりました。

そこで病院からの依頼があって、私は病室を訪ねました。中に入ると、奥さんがベッドの向こうで泣いています。後で聞くと、お坊さんが来るというので泣いていた、と言われ大笑いしてしまいました。

お互いの自己紹介の後、ご夫婦のなれそめを聞くことから始め、簡単なライフレビューを行いました。ライフレビュー（回想法）とは、人生を振り返り回想することです。病気のことだけを話題にするのではなく、人生の物語を語るという感じでしょうか。思い出を語り、記憶をよみがえらせていくなかで、かけがえのないその人だけの人生の意義を見出してもらうのです。

ひとくさり語っていただいてから、患者さんが、

「そうだな、十四年前に出会って、結婚して子どもが生まれて、いろんなことがあったな」

と言い、あらたまった顔で奥さんに向き直りました。

「子どもが小さいのに、こんなことになってすまん。お前に苦労をかけることになったな。許してくれ」

奥さんは首を振りながらご主人の手をとり、涙を流しています。じっと見つめ合っている二人を見ていると、私ももらい泣きしそうでした。

私の役目は終わったかな、と思っていると、相談があると患者さんが言うのです。

「うちの子、俺が病気だってことはわかってるけど、もうすぐ死ぬってことは知らないんだよ。どうしたらいいんだろう。話したら、あいつがショックを受けそうで……」

私はうなずきながら言葉を待ちました。

「でも、死んでしまったらもっとショックだろうな……」

ああ、逃げ道はないのかなぁ、とため息をつきました。私はこう答えました。

「確かに逃げ道はありません。でもちょっと違いはあります。亡くなったら息子さんを抱いてやれないけど、今ならショックを受けた息子さんを抱きしめてあげられますよ」

すると、患者さんの顔に決意が浮かびました。

それからどういうふうに伝えるのがいいか入念に話し合い、医師や看護師に協力を依頼しました。

元気な頃、よく一緒にキャッチボールをしていたというので、グラブとボールを準備して親子二人、病院の屋上に上りました。

しばらくキャッチボールのまね事をして遊んでから、少し休憩し、患者さんは息子さんに語り始めました。

「ちょっと疲れたよ。お父さんな、お前とずっとこうしていたいけど、もうしばらくしたら一緒にいられなくなるんだ」

すると息子さんは、「お父さん、死ぬの?」と言いました。

息子さんもわかっていたのです。だって、大好きなお父さんのことだから。

「お父さんな、最後までがんばるからな、見ててくれよ。お話ができなくなっても、お前とお母さんの名前を呼び続けるから、ちゃんと聞いてくれよ。それから、お父さんは死んでも遠くに行かないよ。お坊さんに聞いたんだ。仏さんになったら、自由になるって。そしたら、どんな時でもお前のそばにいるから、そう思ってくれよ」

息子さんは、わかった、と言いながらお父さんに抱きついて泣きます。父親もしっかり抱きしめました。

亡くなる日の前のことでした。

臨終の数時間前、患者さんは自力でトイレに行きました。そして出血がありました。

周りにつめかけている大人たちの間で、まだ若いのにかわいそうに、気の毒に……という言葉がささやかれます。

でも息子さんはこう言いました。

「なに言うの。お父さんは最後までがんばってくれたよ。お父さん、カッコよかったよ」

息子さんにとっては、父の最期は哀れな姿ではなく、懸命にがんばり抜いた勇姿だったのです。

無二の親友の
心停止まで

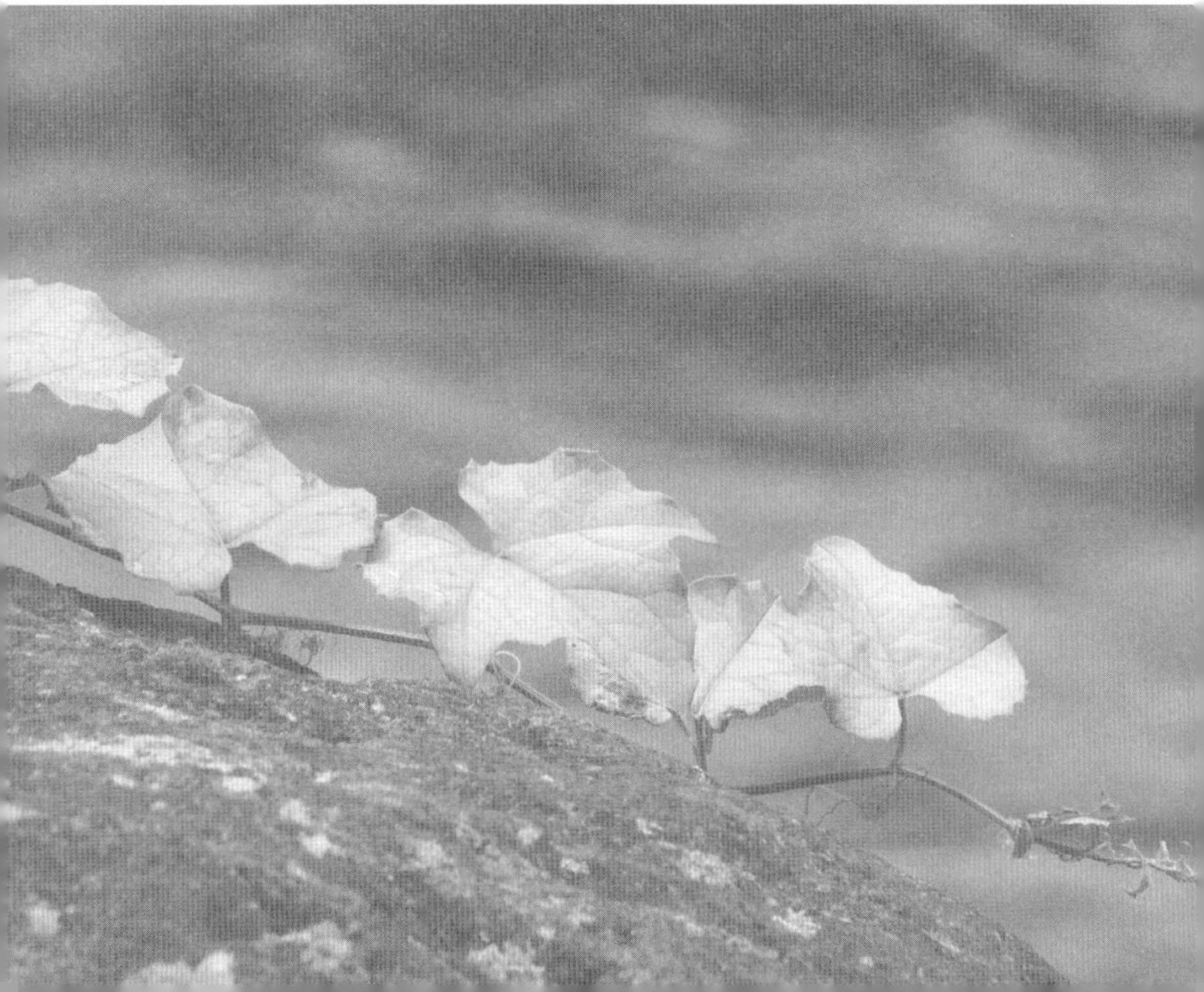

私自身の「グリーフワーク（悲しみの作業）」の経験もお話ししましょう。

数年前の十二月十五日、医師である無二の親友K君が脳出血で突然倒れたという知らせを、講演先の長崎で受けました。知らせを聞いた時、驚きはしましたがそれほど深刻には考えず、帰り道の運転中も回復にはどれほどの時間が必要だろうか、後遺症が軽ければいいが、などと思っていました。

鹿児島に着くと、真っすぐ彼の病室に駆けつけました。そこには機械につながれた彼と、沈み込んだ四人の子どもたちの姿がありました。奥さんが「自発呼吸がなくなった」と言い、思わず涙が溢れそうになりました。

その時、子どもの一人が「お父さん、長倉さんが来てくれたよ」と呼びかけ、彼を凝視していた私ははっとして、彼に大声で話しかけました。そして「酔っぱらって寝ているときと同じ顔だな」と言うと、子どもたちが目には涙をためていたけれど、思わず声を上げて笑いました。

私は、自分の役割をあらためて自覚したのです。彼の愛する家族を私なりに支えること、それが私の彼に対する看病だと思いました。

しばらくして、主治医から説明があるというので、家族の依頼で一緒に聞きました。懇切な説明でした。しかし「精一杯のことはするが、希望は持てない」とのことだったのです。私はあえて尋ねました。

「先生のご経験で、この状態から回復した患者はいますか」

医師は首を振って、ない、と答え、「文献では見たことがありますが」と付け加えました。私たちは、大きな絶望と針の穴より小さい希望を感じたのです。

それから五日後、所用先から帰るのを待っていたように、私が病室に着いて間もなく、彼の心臓が停止しました。今にして思えば、家族や周りにいる者たちが事態を受け容れるために、短いけれども必要な五日間でした。

五日間、家族や私たち友人は彼も黙って聞いているかのように、ベッドサイドでいろいろなことを話していたのです。時折笑い声を上げるので、とうとう看護師に注意されたこともありました。救急の病棟で不謹慎と思われたようです。私たちは、ごめんなさいと全員で謝った後、それがおかしくてまた笑いました。

悲しくない者なんかいません。誰か一人が泣き出せば皆が泣き叫んでしまうことは、お互いにわかっていました。泣くのはもっと後でいいと耐えていたのです。私たちは話しながら、あらためて彼とのつながりの深さを確かめていました。自然に「ライフレビュー（回想療法）」と「予期悲嘆の相互ケア」とをしていたのです。

入院で
自ら患者経験

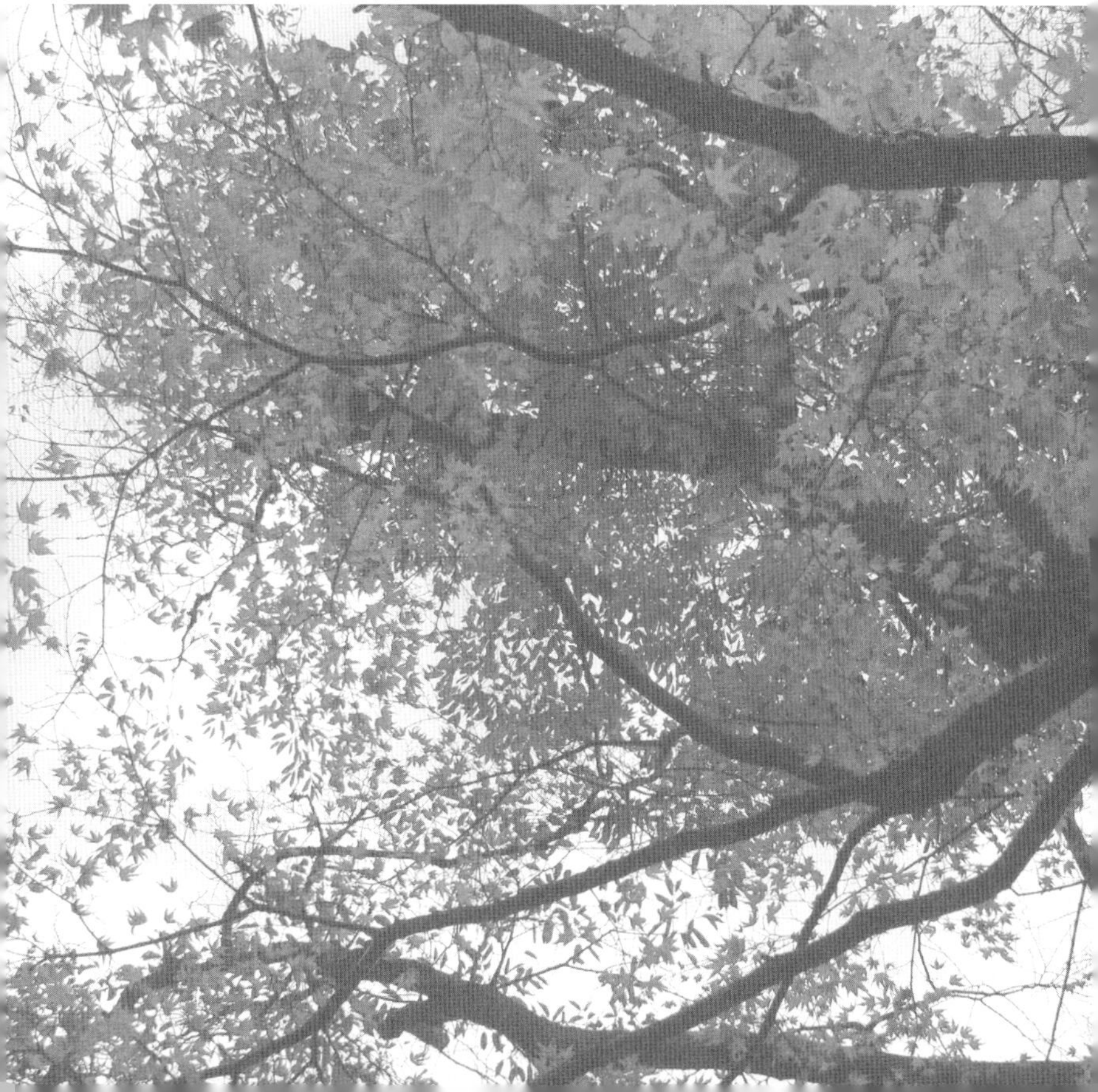

私自身が患者になった経験もあります。

私が入院した病院は、研修の講師をしたり実際にケアチームに参加したこともあり、顔なじみのスタッフも多い病院でしたが、その時は足を踏み入れたことのない循環器科への入棟でした。

実際、パジャマ姿になってみると、自分自身の気持ちも病院の光景もいつもとは異なる、とはよく医療者の間でも話されていますが、本当にそうだと思います。「全人的痛み」とはよく言ったもので、いろいろなことが胸をよぎる経験を、私自身も家族もすることになりました。

その一方で、私自身と他の患者さんとの関係にも変化が起こりました。かねてから医療側の人間と見られていたのですが、今度は同病相哀れむ仲間となったのです。

私の病室は四人部屋で二人の先輩患者がいて、入院初日、何かにつけてぎこちない私と妻に、いろいろとやさしく教えてくれました。二日目は、これから始まる検査や治療についての情報をくれました。三日目になるとお互いのことを語り合う仲になり、私の職業を尋ねられました。縁起でもないと思われるのではないかと多少の不安もありましたが、思い切って僧侶だと話してみたところ、喜んでいいのか悲しんでいいのかわかりませんが、「とてもそうは見えない」「明るいお坊さんだね」、と二人が笑ってくれたので安心しました。

それから私たちは、多くのことを語り合いました。病気のことについても、三人ともつとめて明るく話したのですが、言葉のはしばしには不安や心配がにじんでいました。なので、なおさら明るい話題をさがし合ったのです。

四日目の朝、隣の患者さんが奥さんに電話をかけてきたと言いました。そして、隣のお坊さんに葬式のことは頼んであるから、心配しなくていいと告げたら驚いていた、と笑うのです。私は彼の心中を思わずにいられませんでした。

離島の病院から、冠動脈三本のバイパス手術のために転院してきて、奥さんは片道十時間船に揺られて通っていました。数日後、奥さんと会いましたが「あら、聞いてた通り。お坊さんには見えない」と笑い、

「遠いところだけど、本当に来てくれますか」と訊くのです。私はもちろんですと答えて、「ただもう少し焼酎でも飲んでからにしましょう」と言いました。彼の退院の日、もう飲む場所も決めてありました。

もう一人の先輩患者は、見掛けよりはるかに重症でした。十メートルしか歩くことは許されていないのですが、それでも発病までの武勇伝をよく話題にしていました。そして最後に必ず、もう二度とできないね、と付け加えたのです。

彼の奥さんは、結婚以来外で働いたことはなかったそうですが、ご主人の発病後、五十三歳で初めて働きに出たということでした。そして毎日、夕方になるとスニーカーで通って来ていました。

私の入院五日目、彼と奥さんは医師に呼ばれ、「死刑の宣告を受けてくるよ」と病室を後にしました。

一時間ほどして、いつもとは違って、ひどく沈んだ様子で二人は帰ってきました。半年後に大手術をすることになったというのです。年に一例か二例しかない手術で、術後は障害が残る確率が高いと言われたと話しました。

「そうなってまで、何のために生きるんだろうね」

と、彼は力なく笑いました。

その夜、私と彼は遅くまで話しました。私との会話が、その時励ましになったかどうかはわかりません。ただ次の日、私のいない時、私の妻に「昨夜は飛び降りて死のうかと思ったが、ご主人と話して、少し明るくなれたよ」と言ったそうです。

私の退院の日、二人はエレベーターまで見送りに来てくれました。そして声をそろえて、「すぐに帰っておいで」と笑って言うのです。私も手を振り、「必ず会いに来ます」と笑って答えました。

約束は守っています。

沈黙の共有にも大切さ

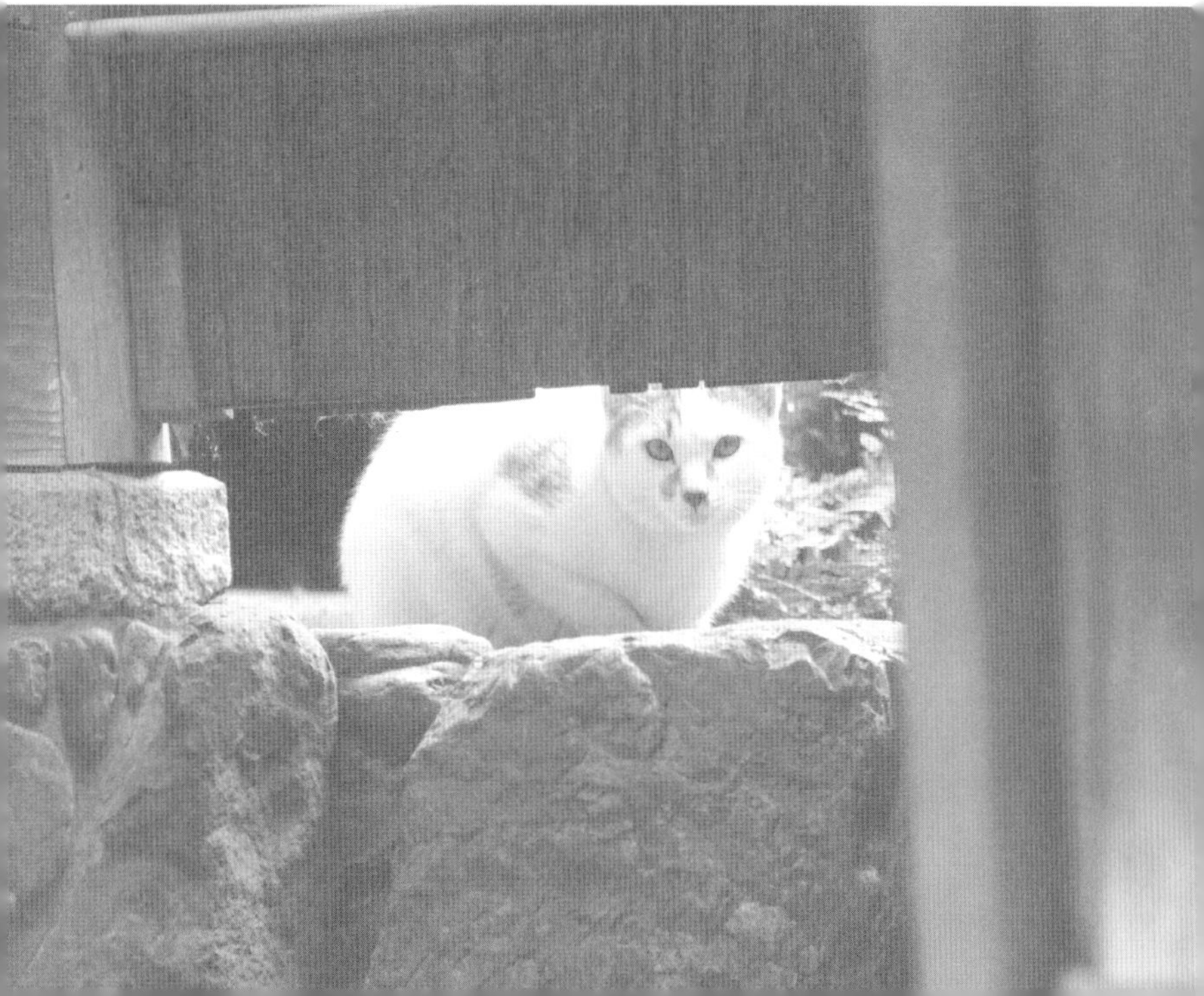

年末年始、世間は何かにつけてにぎやかです。人の気持ちも高揚し、私も例にもれず、寺の住職として除夜会や元旦の行事に追われます。数年前のこの時期に、一本の相談電話を受けたことがありました。この電話は、その後の相談活動に大きな示唆を与えてくれることになったのです。

その電話は無言で始まり、そのまま無言が十五分ほど続きました。その間、何度も呼びかけてみましたが応答はなく、しかし耳をすますと息遣いは聞き取れました。いたずらかとも思いましたが、その日の私は機嫌が良かったのかもしれません。待ち続けてみました。

しばらくして私はしびれを切らし「申し訳ないが、あと三分したらこちらから切ります」と告げました。

その時間が過ぎようとしたその時、「あなたも我慢強い人ですね」と女性の声がしたのです。

「ほめてくださってありがとう」と応じました。

それから、有言の相談が始まりました。内容は男女の仲のことでした。これまでの経緯を話したうえで、「別れたものかどうか迷っています。ぜひ意見を聞かせてくれませんか」というのです。

こんな時、私は私なりの考えを伝えることはしないことにしています。いくら誠実に答えても、それはあくまで私自身の判断基準に依るものにしかならないからです。

それでも答えをせまるので、私はこう話しました。

「話をうかがってみると、あなたにとってその方はとても良い人で、別れるのはつらい。でもこのままでは、良いとも思えない。その両方で心が揺れているのが、今の状態なのですね」

なんのことはない、相手の話を反復しただけなんです。しかし、彼女は、

「本当にそうなんです。わかってくださってありがとう。実は数日前二度と会わないと告げてきたのですが、つらかったのです」

と言いました。やっぱり、すでに答えは出ていたのです。

そして「もう一つ相談があるのです」と話し始めました。

「私は近々大きな手術を受けます。だいぶ進んだ悪性のものです。二年前、兄がやはり悪性の病気で死にました。私の人生は一体何なのでしょう。何のために生きているのでしょう」。

そういった意味のことを、時折、泣きながら長いこと話し続けました。最後になって、

「今泣いています。長いこと無言で、しかもどうでもいい男と女のことを一生懸命に聴いてくれて、私の勝手な相談にこんなに時間を割いてくれて、本当にありがとうございます。うれしかった。この電話の間、私の人生は充実していました」

と言いました。そして続けて、

「これから晴れた日の病室から夜空を見上げて、一番輝く星があったら、あなただと思っていいですか？」

私は思わず「星になります」と言ったら、彼女は笑い出しました。そして、

「星になんかならないで、いろんな人の相談に乗ってください」

と電話を切ったのです。

大切なのは、沈黙の時間を共有すること、事実でなく感情に焦点を当てて聴くこと、そして問題を整理することです。答えがある程度出たかたちばかりの相談の後、本当の深刻なことが顕在化することは、病室でもよくあることなのです。

名前を名乗ることもなかったけれど、あの彼女は今頃どうしているのでしょうか。
笑顔を浮かべてくれているといいな、と時々思い出します。

そばにいてくれると
いうこと

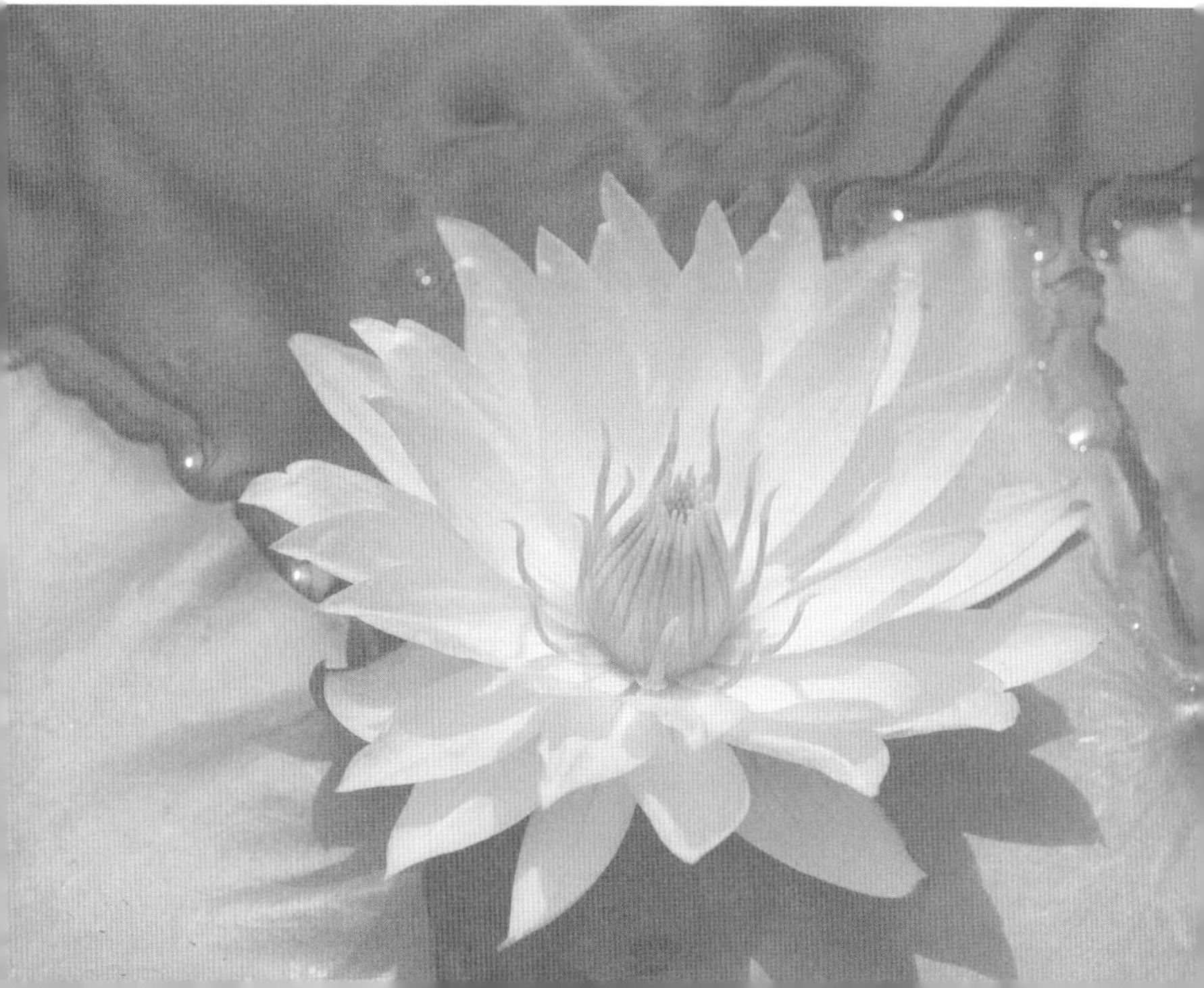

病室訪問の心構えについても、少しお話ししましょう。

心身ともに元気で都合の良い時に、友人や親戚が訪ねてくれることはうれしいものです。でも入院している時はどうでしょう。体調は悪いし、身繕いも人に会うのにふさわしいものでないことが多いでしょう。こんな姿を見られたくないと思っても不思議ではありません。

患者さんがそれでも会いたいと思えるのは、かねてから心許せる関係ができている方だけでしょう。お見舞いに来た方を嫌っているのではなく、今は人に会いたい気分ではないということをわかってあげてください。そんな時は、黙って帰るのもお見舞いです。「また来ます」と伝えてもらえばいいのです。あらためて訪ねれば、「この前は悪いことしたな、それでもまた来てくれたんだ」とうれしく思ってもらえるかもしれません。

お見舞いは、患者さんに元気を出していただこうという思いで行くものでしょう。でも時として、こちらの気持ちの押しつけになってしまう恐れがあることも、心しておく必要があります。

そういえば、「自分は心が病気で、ひねくれてしまったんだろうか」と私に問いかけた肝臓ガンの患者さんがいました。

どうしたんですか、と尋ねると、

「あんたは〝無財《むざい》の七施《しちせ》〟って知ってるか」

と言いながら、紙に書かれたものを見せてくれました。そこには、

眼《げん》　施《せ》（あたたかい眼差し）
和顔悦色施《わげんえつじきせ》（にこやかな表情）
言《ごん》　辞《じ》　施《せ》（やさしい言語）
身《しん》　施《せ》（せいいっぱいのおこない）
心《しん》　施《せ》（いつくしみ深いこころ）
床《しょう》　座《ざ》　施《せ》（人にあたたかい席を）
房《ぼう》　舎《じゃ》　施《せ》（気持ちよく迎えるこころがけ）

とありました。
「お医者さんも看護師さんも、見舞いに来てくれる人たちも、こんな気持ちで来てくれてるのは重々分かってるよ。だから文句も言えないし、なおつらい。今日は愚痴だと思って聞いてほしい」

と言うのです。

「まず、眼施っていうけど、俺と目を合わせる前に、肝臓のあたりを見ているような気がする。ガンをあたたかい目で見てくれてもあんまりうれしくないよ。和顔悦色っていうけど、俺が深刻なことを言うと、そんなこと考えるなと怒るか、作り笑いを浮かべるかのどちらかだよ」

私はドキッとしました。「僕もそうですが……」、と恐る恐る尋ねると、

「当の本人に向かって言うわけないだろう、あんたは能天気だよ」

と大笑いしたのでほっとしましたが、内心はなんだか複雑でした。

そして続けて、

「ただでさえ暗いところに、もう一つ暗いものを持ってくるのは勘弁してほしいよ」

今度は真顔になりました。

「言辞施だってそうだよ。見舞いに来た人は、病気の話しかしないんだよ。同じこと、何度も言わされるのはつらいよ。それに俺の一番嫌なことだもんな。次の身施だって、何かしましょうか、と言われて、いらないよと答えると相手が悲しそうな顔をするんだよ。あれはたまらないね。誰だって放っといてほしい時もあるだろう」

と言うのです。私は何も答えられず、愛想笑いをするしかありませんでした。すべてに身に覚えがあったからです。

心施についても、「やさしさがつらい時もある」と言います。誰かが見舞いに来ると聞いて、身を起こして待っていると、着いたとたんに「寝ていれば良かったのに」と言われてしまう。

「思いやりなんだろうけどね。そういえばあんたは、起きてくれたんですね、ありがとうと言ってくれたよな。ほんというと、涙が出るくらいうれしかったんだよ」

私は胸が熱くなりました。

「床座施っていえば、うれしいことがあったよ。転院した時、着いたらすぐに看護師さんが、納豆が嫌いなんですってね、ここでは出しませんから安心してくださいって。そこまで知ってくれてるんだと思ったら、ここにすべて任せようという気持ちになったんだよ」

それにお坊さんまで呼んでくれるしね、といたずらっぽく笑ったのです。

最後に「嫌みなことばかりでごめん」と言うので、私は、

「耳の痛いことが多かったけど、いい勉強になりました」

と本当に素直にお礼を言いました。

「最初に会った時、あんたは何があっても逃げませんよ、と言ってくれた。だからなんでも話せたんだ。ああ、さっぱりした。今度は、あん

たの説教を聞かせてくれよ」

以来、私は彼の病室に行くのが楽しみになりました。

また困ったお見舞いに、詮索好きというのもあります。

「いつからだったの？」「今どんな具合？」「お医者さんはなんて言ってるの？」等々……

患者さんにしてみれば、どれも口にしたくないことばかりです。答えたところで、その方が何か対策を講じてくれるわけでもなく、ただ顔をしかめてくれるだけでしょう。とても元気は出ません。

ただ、患者さんの方から話し始めたら、それこそ傾聴してください。つらいことを共感してもらえるのはうれしいのです。微妙な違いですが、とても大切なことです。

もっと良くないのは「がんばって」と言うこと。確かに「がんばれ」は、うれしい励ましの言葉でしょう。でも、場合によっては「まだがんばりが足りないぞ」と聞こえることもあるのです。

ある患者さんは、お見舞いの方が帰った後にベッドで涙を流していました。

「またがんばれがきたよ。俺がなんにもできずに寝ているだけで、一円の稼ぎもないから、がんばれと言うんだろうね」

彼は私に言いました。

「手術も放射線もしたよ。化学治療で、髪が抜けるほど薬飲んだよ。

がんばれって言うやつはいるけど、どうやったら死なずにすむのか言ってくれるやつはいないよ。ただがんばれ、がんばれはつらいよ」

患者さんは、がんばっていなかったり、がんばりが足りなくて症状が悪化しているのではありません。精一杯がんばっているのです。

私たちは、「あなたはゆっくりしていてください、私たちががんばりますから」と言うことにしています。この言葉を聞いて、うれし泣きした患者さんやご家族もいらっしゃいました。

訪ねた患者さんが折悪しく眠っている時もあります。そんな時、私は起こさずに時間の許す限り、黙ってベッドサイドに座っています。もし患者さんが起きなくても、後で必ず誰かが伝えてくれますから。だって、自分の知らない間に見守ってくれていたなんて、うれしくなりませんか。後であたたかい気分に包まれます。私にとって仏さまはそんな方です。ちょっとまねしたっていいでしょう。

また、ベッドサイドに行く時の私の心構えがあります。病室の扉を開ける時、「あなた往く人、私少し遅れて往く人、ともに浄土へ還る人」と思っています。

「この人もうすぐ死ぬ人、僕はこっちに残る人」これだと、かわいそうに、というふうに相手を見てしまいます。でも、私も必ずそこへ往くのです。だから「少し遅れて往く人」。いつもそう思って扉を開けると、笑顔で入れます。

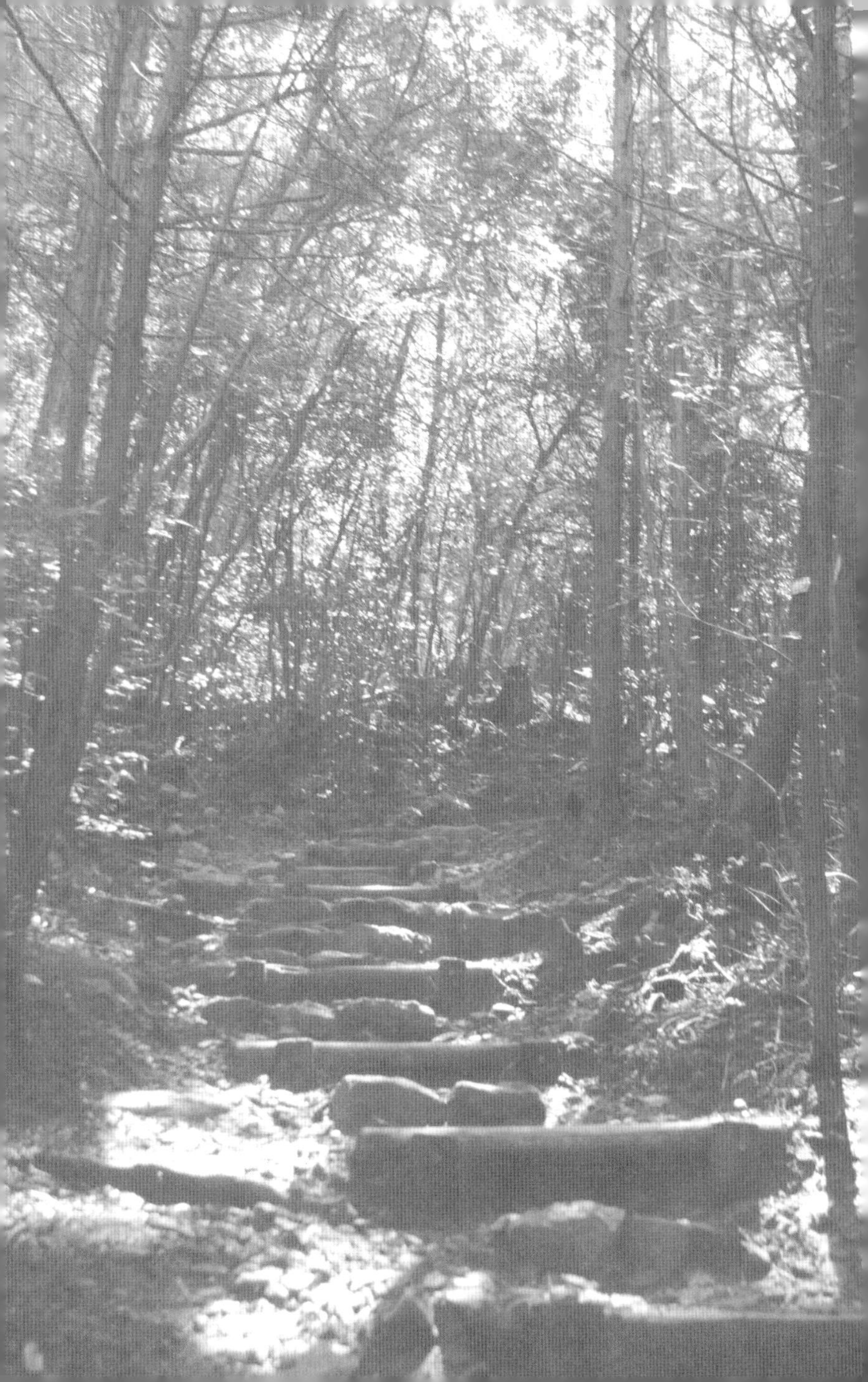

この方の話を聴いて、私は自分の小さい頃のことを思い出しました。

私は子どもの頃に命に関わる大病をしました。

小学校一年生までは元気でした。三月三十一日、明日から二年生という夜、うちで晩ご飯を食べていた時のことでした。箸を持とうとすると、持てないのです。あれっと思いました。スプーンに持ち替えてみましたが、スプーンも力が入らず持てないのです。今思えば、食欲もなかったのだと思います。

「もういい」と立ちあがろうとすると、立てません。足が動かないのです。自分でもおかしいと思いました。

父が私の様子がおかしいことに気づいて、次の日、隣町のお医者さんを呼びました。

往診してくれたお医者さんは、私の意識がないと思ったのでしょう。私が寝かされている布団の傍らで、父に話し始めました。

「大変な病気をされましたね。おそらく手遅れでしょう」

私は反応する力はありませんでしたが、全部聞こえていました。

手遅れだけど、やるだけのことはやってみますとお医者さんは言って、それから治療が始まりました。

今なら他にもっと適切な治療があるようですが、当時の治療法は抗生物質の大量投与というものでした。抗生物質は強い薬で、大量に摂取すると胃や腸が破れ、出血します。たくさん吐血、下血して、ずいぶん輸血もしてもらいました。

このような治療が数カ月続いて、十月頃にやっと少し身体が動くようになりました。

十一月三十日に、うれしいことがありました。お医者さんから「明日から学校に行っていいよ」と言われたのです。

「あっちで注射を打ってもらいなさい」

と言われ、隣の部屋へ行きました。すると、お医者さんが父に話す声が聞こえました。

「あの子の病気は、とりあえず落ち着いたようです。ラッキーでした。ただし、私もいろいろ調べたり、大学へ問い合わせたりしたのですが、おそらく十五歳までに再発するでしょう。今度再発したら無理でしょう。もしこれから病気が出たときは、それだけ寿命が延びたのだと思って、諦めてくださいね」

全部聞こえてしまったのです。注射を打ってくれていた看護師さんは、真っ青になっていました。

「僕は聞いてはいけない話だね」

看護師さんに言いました。

「今の話は聞かなかったことにしてね？　約束だよ？　でないと僕が死んだら、化けて出るからね」

看護師さんは、絶対守ると約束してくれました。だから、両親も私が知ってることは知りませんでした。

私は誰にも言いませんでしたが、このことで心が少しねじまがってしまったようです。

小学校の頃、嫌いな言葉がありました。学校の先生や、その他の大人たちがよく言う言葉です。

「大きくなったら、何になるの？」

その言葉を聞くと、心の中で私は「ふざけんじゃないよ」と叫んでいました。

「そんなことは、大きくなれるやつに言ってくれよ、僕には関係ないだろう、十五歳までって命が限られてるんだよ」

発言した人に向かって怒ったことはありません。発言した人が悪意で言ったわけではないことがわかっているからです。激励のつもりで言っていることを知っているからです。

この頃、私は将来の話になったら、「あ、これは僕には関係ないや」とそっと逃げ出していました。

あたたかい言葉を、あたたかい気持ちで受けとることができなくなっていたのです。

また、相手を励まそうと思って言った言葉が、なかなか伝わらないこともあるということも学びました。

それからもう一つ、私の両親の優しさがつらかったこと。

病気というのは便利なもので、私は時々仮病を使いました。学校に行きたくないなあ、という時は、朝元気よく起きてはいけません。苦しそうに頭を抱えて両親のところへ行き、「頭痛い」と言うと、言った瞬間に父は、

「頭が痛いのか、もう学校はいいから寝とけ」

と休ませてくれて、学校へ行かずにすみました。

その後は一応、布団に入ってましたが、私は布団の中で泣いていました。

もし完全に治っていたら、たいしたことないんだから、ちゃんと学校へ行け、と言われるでしょう。こんなに優しくしてくれるということ

は、あの話は本当なんだと。

両親は、私の病気のことを本当に心配して、私の身体を気遣ってくれていたのでしょう。でも優しければ優しいほど、私にはつらかったのです。

また逆に、励まされた経験もあります。

再発ではないけれど、中学校三年生の時、また腎臓や肝臓が悪くなって入院しました。無理矢理退院しましたが、一月末にインフルエンザで休んで、勉強がほとんどできないまま高校受験に臨みました。

そして一校しか受験していなかった高校の入試に、私は落ちてしまいました。私には進学できる高校がありませんでした。

私は二人の親友と一緒にこの高校を受験していました。高校に行ったら、あれをしようこれをしよう、と話していました。この二人は合格し、私だけが落ちたのです。

その日、受かった人は学校の説明会に行きました。私は行くところがないから、家に帰るしかありませんでした。

夕方になって、二人が家に来ました。母が部屋にこもっている私を呼びに来て、「二人が来てるよ」と言いました。私は帰ってもらってくれ、と答えました。会いたくないって言ってると言ってくれ、と。母は気持ちを察してくれて、二人に私が言ったことを伝えましたが、またすぐ部屋に戻ってきてこう言うのです。

「二人とも帰らない、あんたが出てくるまで待ってるって」

あの二人は受かった、僕は落ちた。あの二人はいいやつで、励ましにきてくれたのはわかるけど、でも今日だけは受かったやつの顔は見たくない！　そう言う私に母は困り果てて、玄関と私の部屋とを往復したあげく、

「あんたが出て行って、会いたくないと言いなさい」

と矛盾したことを言いました。私はしぶしぶ玄関に向かったのです。

その日は午後から土砂降りの雨で、二人は玄関の外でずぶぬれになって立っていました。二人の顔を見ると、目が真っ赤でした。

「俺はうれしくない」

と一人が叫ぶと、もう一人も、

「俺もうれしくない」

と言いました。

その日、彼らが私に言ったのは、それだけでした。

そして、「また来る」と言って、二人は走って帰っていきました。

高校に受からなかったと聞いた時は泣かなかったけれど、この時初めて涙が出ました。そして、胸があたたかくなりました。

もし反対の立場だったら、私はどうするでしょうか。きっと、励ましの言葉をかけるでしょう。「元気出せよ」とか「がんばれよ」とか言うかもしれません。でも、あんな真剣な顔ができるでしょうか。

今でも彼らとは付き合いがあり、一緒に酒を飲んだりする仲です。これまで何かつらいことがあったりすると、あの時の二人の顔が浮かんできて、私を何度も立ちあがらせてくれました。

励ますということ、相手を力づけるということは、言葉だけではないのだということを学んだような気がします。

医療と宗教が
自然に手を携える日を
夢見て

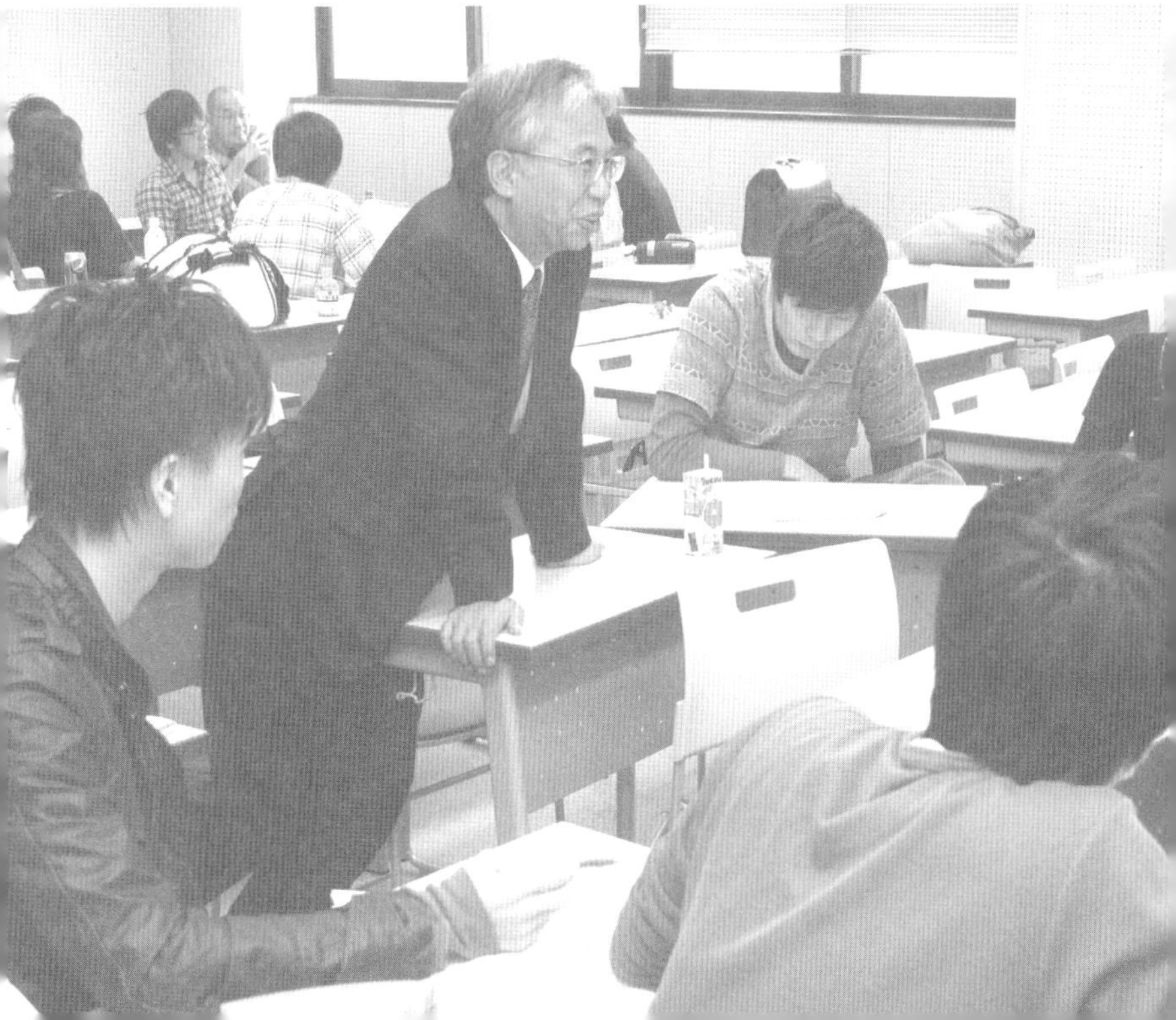

最後に、医療と仏教がどのように協働するのかということについて、私の思いを述べておきます。

私は、滋賀医科大学で医学部の四年生に講義をしていますが、その学生たちに必ず次のように言います。

「病気を治す名医はいっぱいいる、ノーベル賞をもらうような医師もいっぱいいる。けれど、人を死なないようにできた医師はいないんだよ」

医師の仕事はとてもかっこいいものですが、一方でとても悲しい思いをする仕事でもあります。『死亡診断書』を書くこと、それは患者さんが亡くなったということを確認する仕事なのです。

そして治療の方法が尽きてしまった患者さんのこと、もう医師ができることはないから、あとは看護師任せにして、自分はもうその患者さんの病室に顔を出さなくなる医師もいます。

私は彼らに講義の中で頼みます。

「患者さんの最期の日まで、必ず一日二回病室に行くと約束してください。そうすれば単位は出します。何があろうと最期まで聴診器を当てて脈を取り、そして患者さんやご家族に声をかけてください。それだけは果たす医師になってください。お願いします」

それはとてもつらいことです。

卒業して医師になった人に、学会などで会うことがあります。ある時、私を見つけて「先生～」と走ってきた人がいました。ぱっと目が合ったら、目を真っ赤にしてこう言うのです。

「僕、ある病院の小児科にいて、難病の治療をやっています。先生がおっしゃったように、一日二回病室に行く約束は守っています。でも、つらいです。だって、若いお父さんやお母さんが僕の手を握って、子どもを助けてください、って言うんです。おじいさんやおばあさんが、孫をなんとかしてくれ、って頼むんです。とってもつらくてたまりません」

たまに、電話していいですか、と言われたので連絡先を交換して、いつでも連絡していいよと言って別れました。

医療現場の多くでは、どうやったら治癒できるかというところに重きが置かれています。そして、私自身が病棟に出かけるようになってなおさら、多くの医療スタッフはそのための教育を受け、研究し、実践に励んでいることに心から頭が下がるようになりました。

しかし、患者さんに死が訪れることは考えたくないから、意識の外に遠ざけようとしてしまいます。でも、人はいつか必ずその命の終わりを迎えます。百パーセント訪れる現実から逃げることはできないのです。そのジレンマに医療スタッフはとまどい、患者さんの悩みに答えることができません。

そんな生老病死《しょうろうびょうし》の苦悩に答えるのが、私たち宗教者の担うべき役割ではないでしょうか。

生まれてきた人は、必ずその命を終えます。それは、お釈迦さまのおっしゃった「生老病死」という四つの課題です。

それを仏教はどう考えるかというと、誰も逃げることはできないということを知るのです。老いも病気も死も、誰も逃げることはできない、誰も代わってはくれない、まずそれを知ることが仏教の出発です。「生老病死」を自然なことと受け容れる、忌むべき死さえも仏になる機縁とし、大いなるいのちの世界に還る営みと考えるのです。

患者さんも家族も医療スタッフも「自灯明《じとうみょう》、法灯明《ほうとうみょう》」を手がかりに人生の歩みを進めるのです。

私には夢があります。

緩和ケア病棟であろうと、急性期の病棟であろうと、在宅医療の現場であろうと、患者さんとそのご家族を中心に、医師や看護師、ソーシャルワーカーとともに、僧侶が一緒に温もりと笑顔の中でお茶を飲みながら語り合う光景が自然になるというのが、私の夢なのです。

おわりに

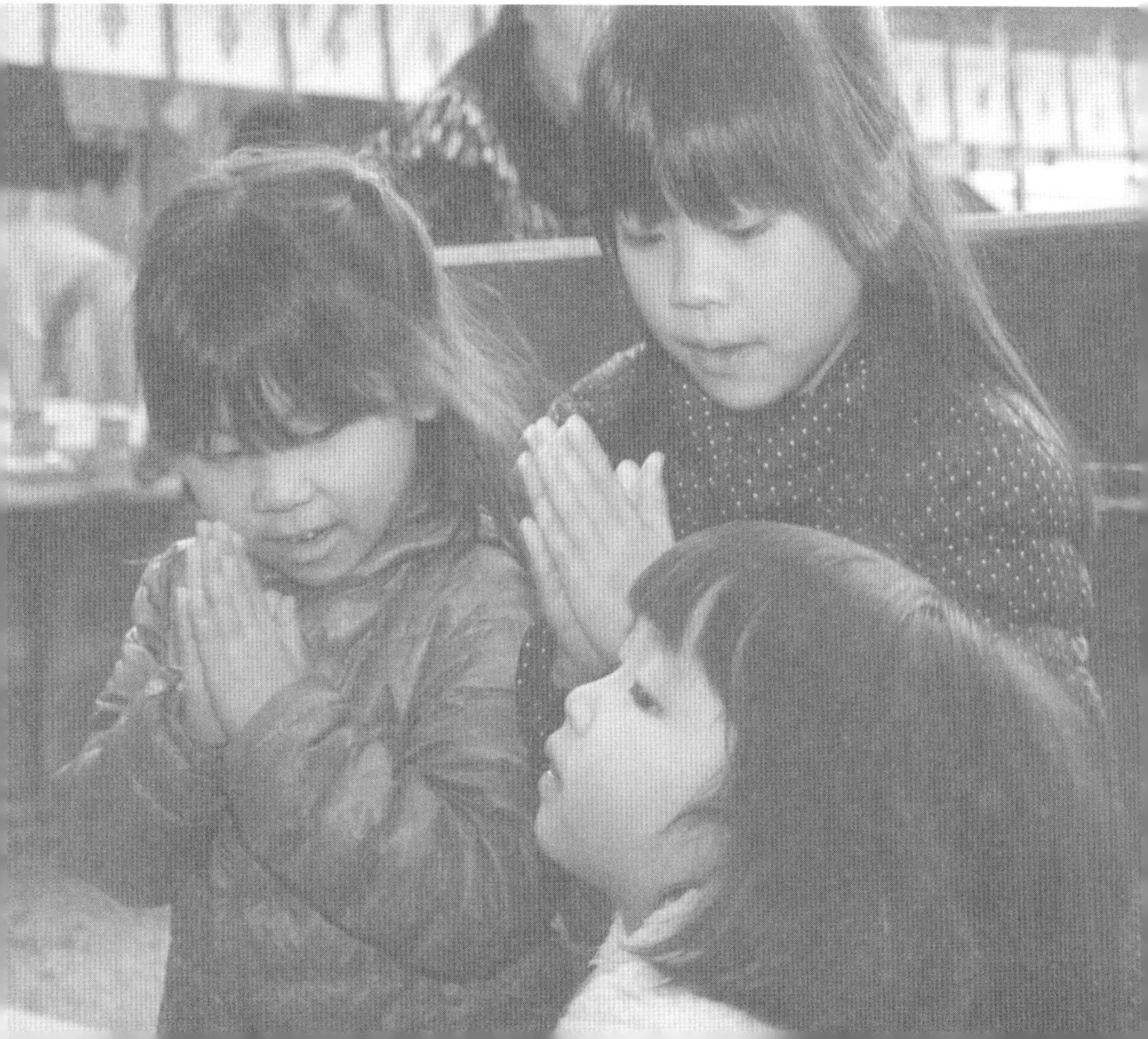

本書では、私の今までの経験の一端をご紹介しましたが、しょせん寺務の合間にちょっと出かけているぐらいのことでしかないのはもうお気づきでしょう。なあんだお前のやっていることはこの程度のことか、と感じていただけたら望外の喜びです。

そして、病院にいる門徒さんやお知り合いのところへ自分も行ってみようかと思い立っていただけたら、本当にうれしいです。

そのうえで、グリーフケアとしての視点がある通夜、葬儀、法事が営まれると、仏教に対する評価はもっと違ったものになると期待していきます。葬式仏教と揶揄される現実は重々承知ですが、私は「葬式仏教その通りです」、と答えることにしています。一番つらくて悲しい時に出かけるのが私の仕事だと、ビハーラ活動を通じて考えるようになったのです。

最後に、今まで病棟で出会った患者さんやご家族に心から感謝します。未熟な私は、あなた方から多くのことを学びました。何のお返しもできませんが、いつかそちらで再会するとき、にっこり笑って会えるように生きてゆきます。

また、医師、看護師、医療スタッフの皆さん、鹿児島緩和ケア・ネットワークの仲間たち、僧侶をベッドサイドに迎えるには、相当な勇気が必要だったでしょう。これからも、ともに泣いたり笑ったりしながら、一緒に歩んで行きましょう。

この二十年、ともに活動を行ってきたビハーラ実践者の全国の仲間たちが、私に勇気を与えてくれました。お礼を述べたいと思います。

そして、留守がちの住職を、あきれながらもいつも支えてくれる門信徒の皆さま、家族にも感謝して、筆を置きます。

倶会一処の皆さまに合掌

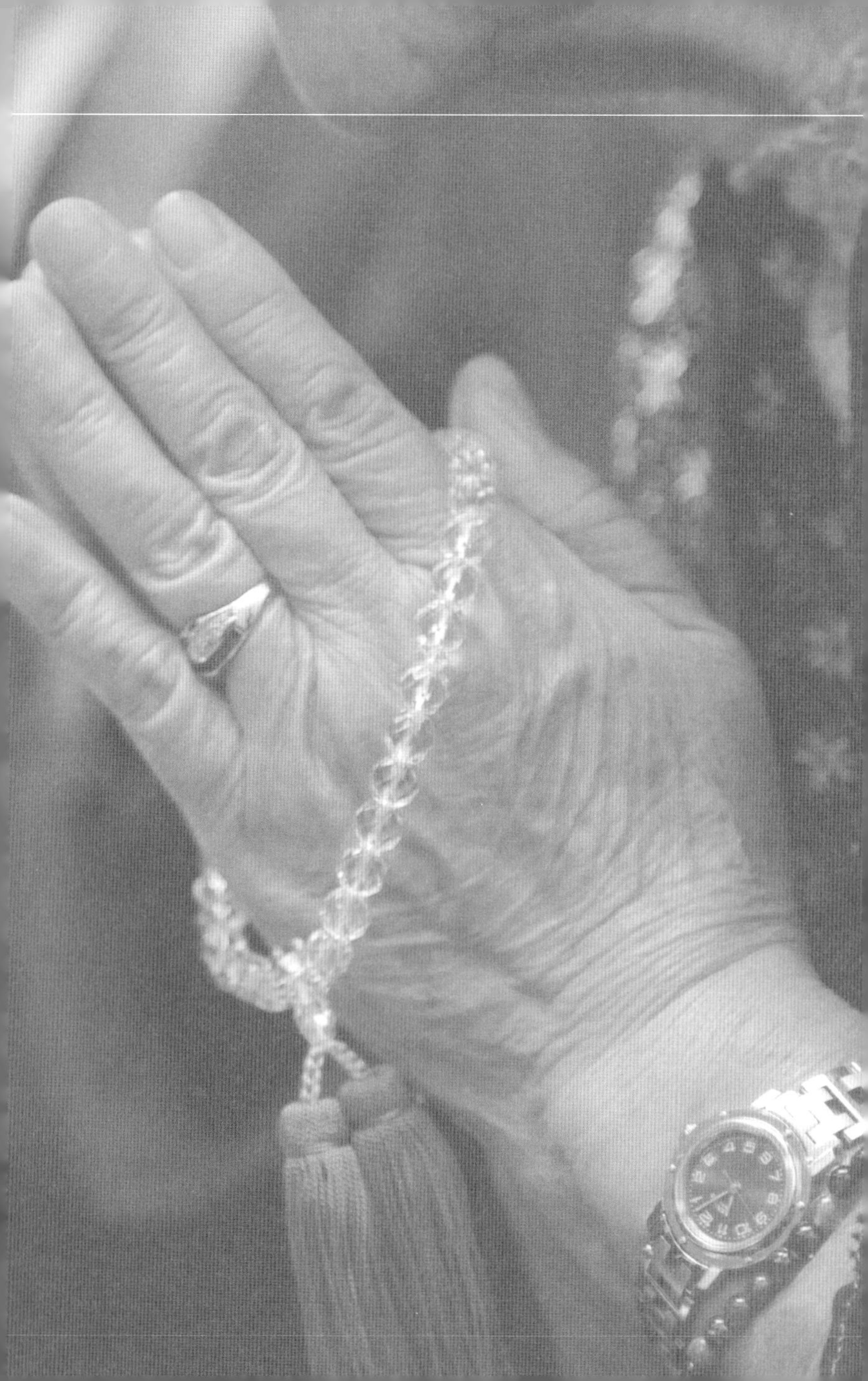

あなた、往く人

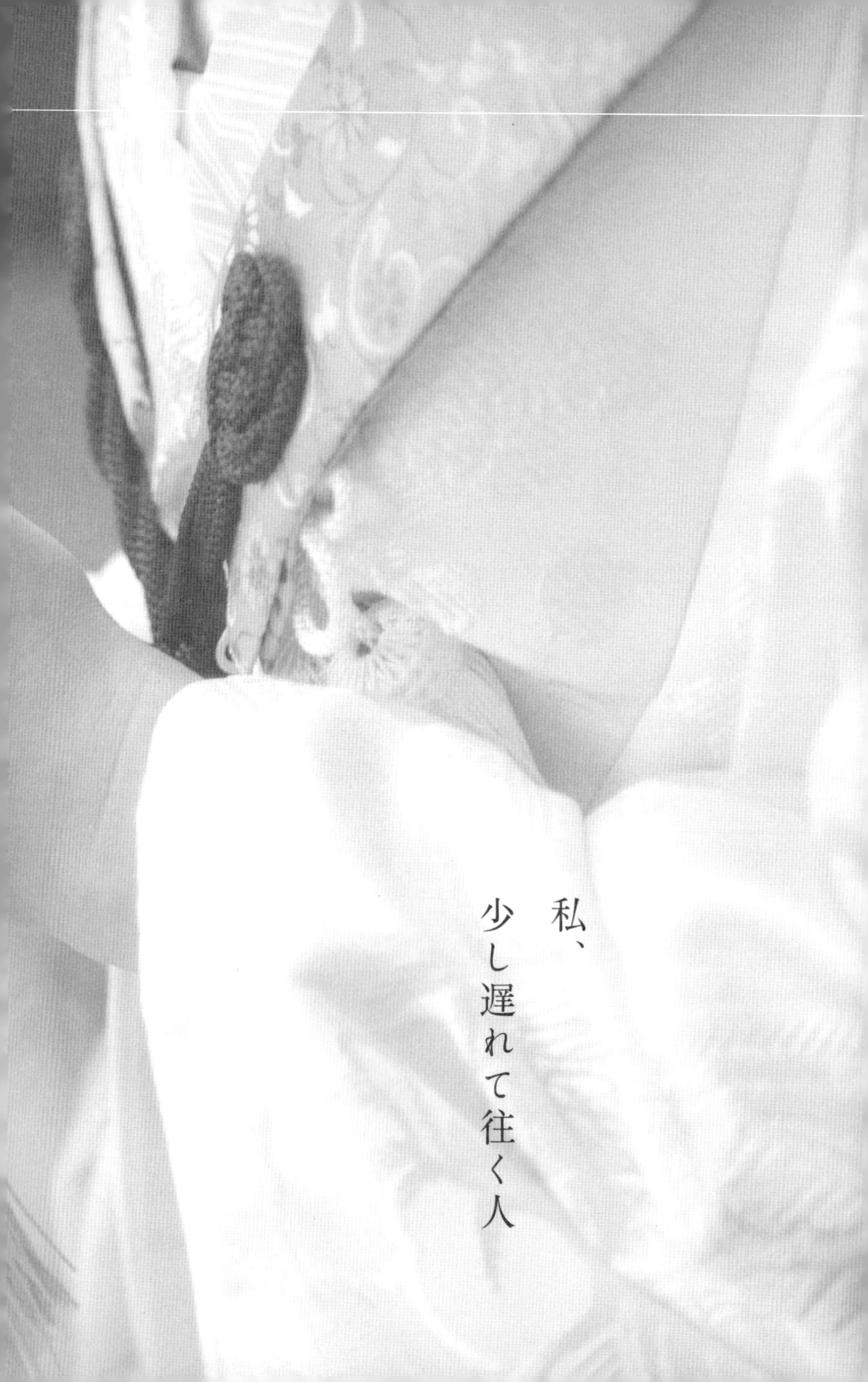

私、少し遅れて往く人

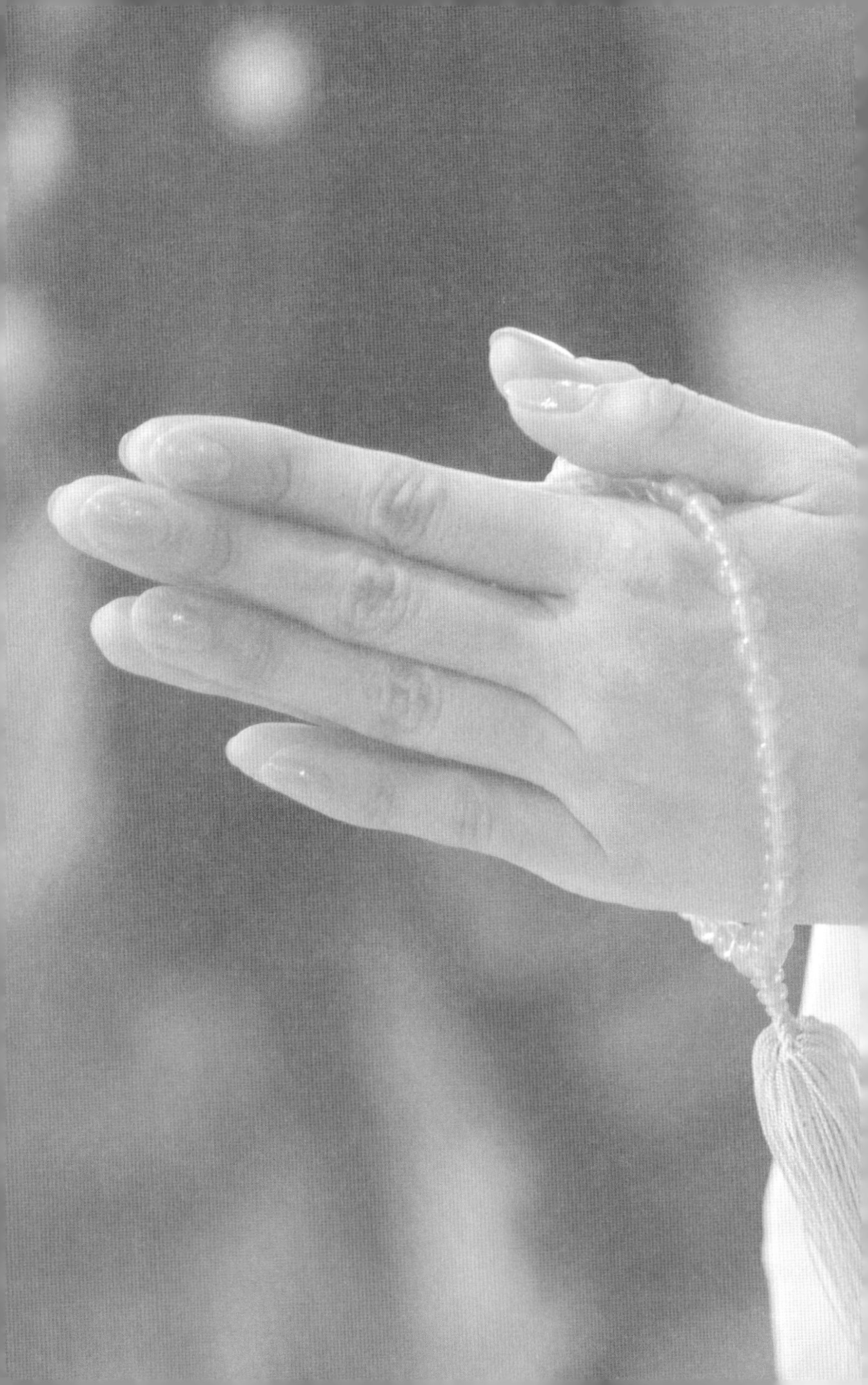

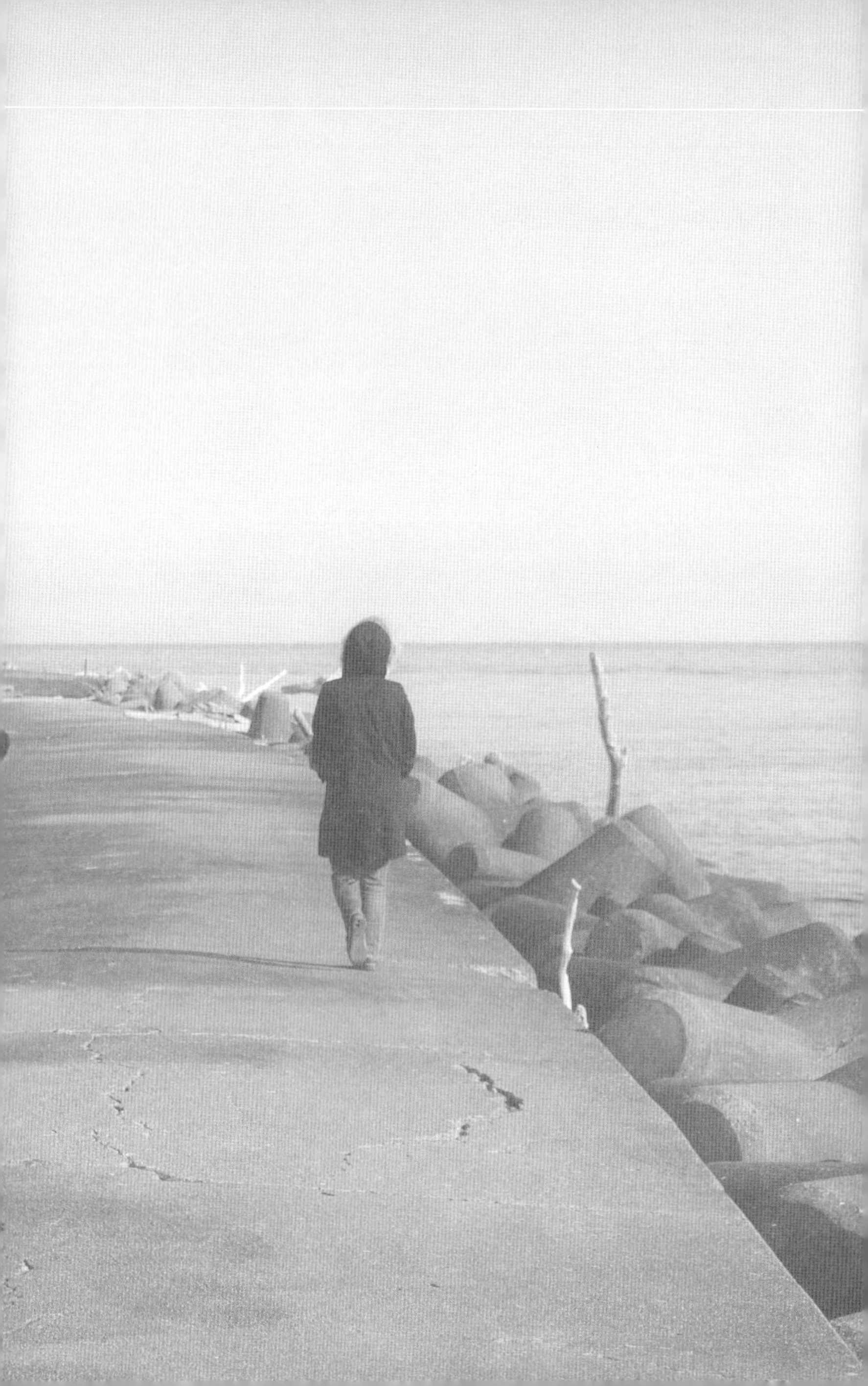

ともに浄土へ還る人

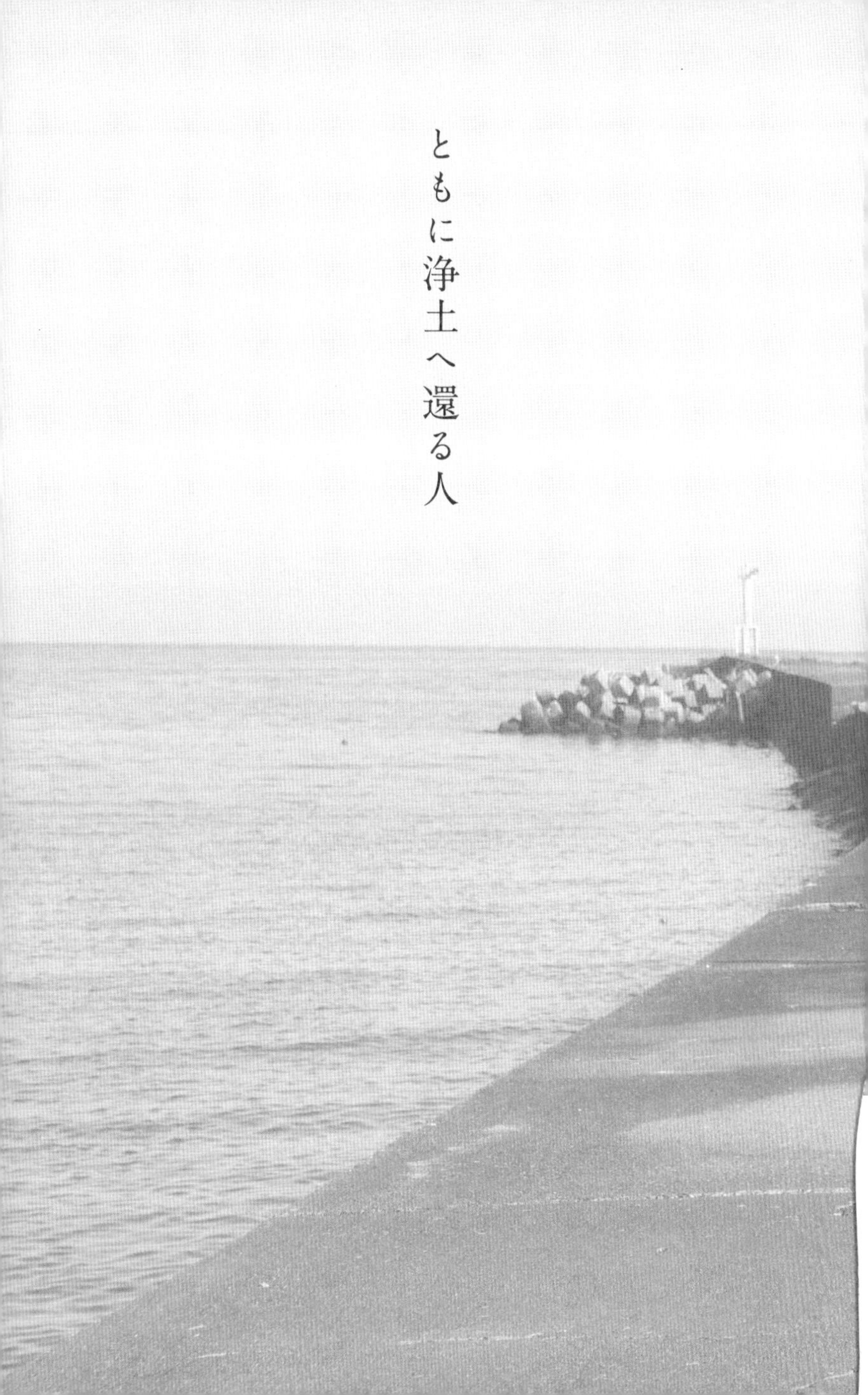

長倉　伯博（ながくら　のりひろ）
一九五三年、鹿児島県生まれ
鹿児島県善福寺住職
早稲田大学第一文学部東洋哲学科卒業
龍谷大学大学院修士課程修了
浄土真宗本願寺派布教使
日本緩和医療学会会員
国立滋賀医科大学非常勤講師
浄土真宗本願寺派ビハーラ活動者養成研修会修了

地元鹿児島で、医師や看護師とともに「鹿児島緩和ケア・ネットワーク」を立ち上げ、医療チームの一員として終末期の患者やその家族のケアに取り組むほか、全国の宗教団体や大学等で、宗教と医療の終末期医療における協働を呼びかける講演を行う。

二〇一三年　仏教伝道協会　仏教伝道文化賞　沼田奨励賞受賞。

ミトルヒト
―終末期の悲嘆に寄り添う
一人の僧侶の軌跡―

二〇一五年一月十六日　第一刷発行
二〇一九年三月十六日　第五刷発行

著者　長倉伯博

発行　本願寺出版社
〒六〇〇-八五〇一
京都市下京区堀川通花屋町下ル
浄土真宗本願寺派（西本願寺）
電　話　〇七五-三七一-四一七一
FAX　〇七五-三四一-七七五三
http://hongwanji-shuppan.com/

印刷　株式会社図書印刷同朋舎

ISBN978-4-89416-480-2 C0015
BD03-SH5-①30-91